DIE Kunst des *Quickies*

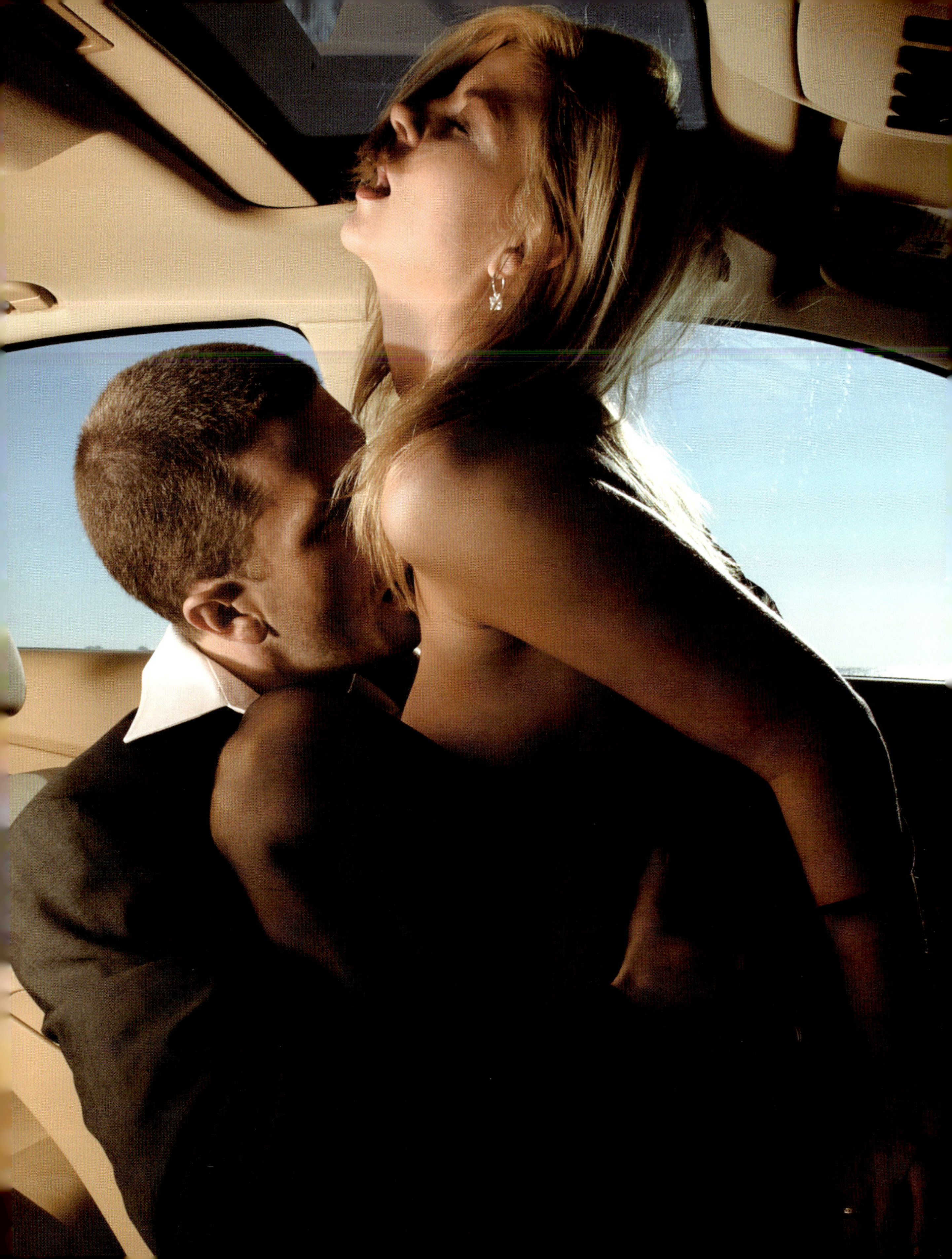

DIE Kunst des *Quickies*

Schneller Sex | Schneller Orgasmus | Immer und überall

Dr. Joel D. Block

evergreen

ISBN 10: 3-8228-2802-3

Printed and bound in Singapore

Das vorliegende Buch ist sorgfältig erarbeitet worden. Dennoch erfolgen alle Angaben ohne Gewähr. Autor und Verlag bzw. dessen Beauftragte können für evtl. Personen-, Sach- oder Vermögensschäden keine Haftung übernehmen

Einleitung

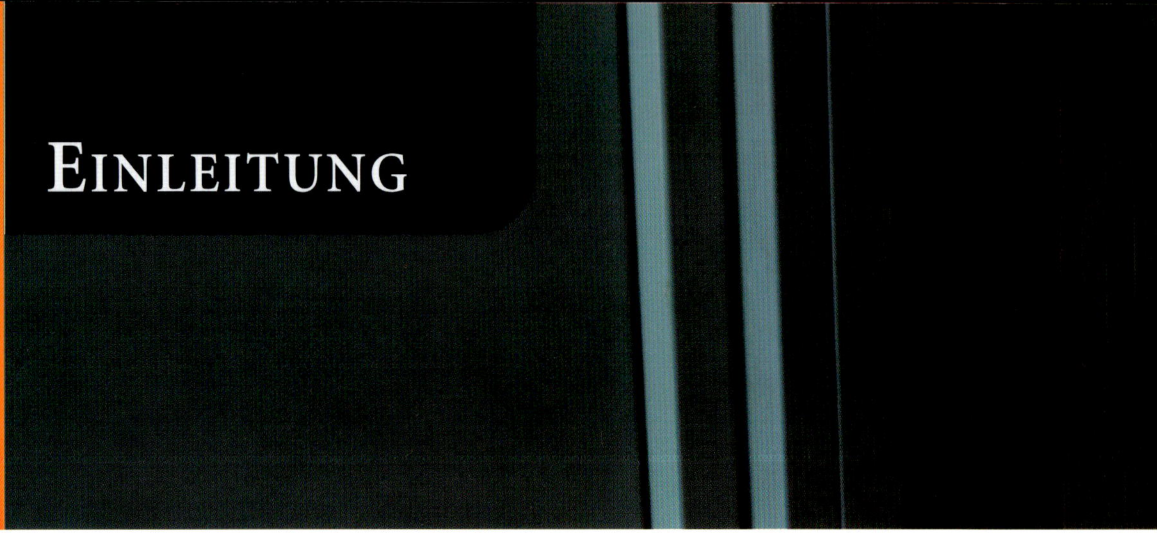

Im Reich der schnellen Lust

Die Chemie steigert sich ins Unerträgliche und jeder Blick ist voller Lust und Versprechen. Ihr macht euch schon am Morgen heiß und denkt an euer Liebesspiel während des Tages.

Wenn ihr euch abends begrüßt, dann aufgeregt und voller Erwartung. Du fühlst dich, als ob du dich ständig anziehst, da du deine Kleidung so oft abnimmst, doch diese zusätzliche Anstrengung nimmst du gerne in Kauf...

Klingt bekannt? Vielleicht nicht. Wenn überhaupt, dann handelt es sich nur um eine entfernte Erinnerung an die ersten Monate eurer Beziehung. Sei nicht traurig. Du hast einen aufregenden Plan in der Hand, der diese Leidenschaft wieder entfachen wird.

Ich bin Experte für die Arbeit mit Paaren – ich behandle sie, schreibe über sie und beantworte ihre E-Mails. Das Thema läuft unweigerlich immer auf Sex hinaus wie auch die Beschwerden. Sie haben keine Zeit für Sex. Sie vermissen Sex. Sie wollen wissen, wie sie ihr Sexleben verbessern können. In ihrer Beziehung ging der Sex verloren und sie suchen Wege, diese sexuelle Leidenschaft zurückzugewinnen. Sie wollen Ratschläge, wie sie Zeit für Sex finden können.

Hier sind einige Kommentare, die ich über dieses heiße Thema gehört habe:

„Sobald ich zu Bett gehe, denke ich nur noch an Schlaf! Kürzlich fiel mir auf, dass ich mich nicht mehr daran erinnern konnte, wann wir zum letzen Mal Sex hatten."

„Ich weiß, dass jeder behauptet, man bräuchte nur ein Date, doch wann? Es ist nicht so einfach, wie es aussieht."

„Manchmal kommt mir vor, dass mein Mann und ich eher Zimmergenossen oder Freunde sind anstatt verheiratet, da wir so viel Zeit mit anderen Dingen verbringen, nur nicht mit unserer früheren Leidenschaft."

„Wir haben Sex, hie und da, aber es fühlt sich an wie etwas auf der „zu erledigen" Liste. Kauf Milch. Hol Darren vom Karate ab. Bezahlt die Rechnungen. Hab Sex. Sex ist nicht mal an erster Stelle auf der 'To-do-Liste'."

„Wenn ich daran denke, Zeit oder Energie für Sex zu haben, werde ich entmutigt. Ehrlich gesagt, bringt es mir zu wenig für den Aufwand. Es ist lange her, seit wir nicht die Hände voneinander lassen konnten."

„Nach dem Sex denke ich immer: ‚Was ist mit dem Kick von früher passiert? Dem Wow!-Faktor. Dem, was mich denken ließ: Das ist großartig! Lass es uns öfter tun!' Nach der Arbeit, dem Kochen, dem Haushalt, den Kindern und dem Zubettbringen brauche ich einen Anreiz."

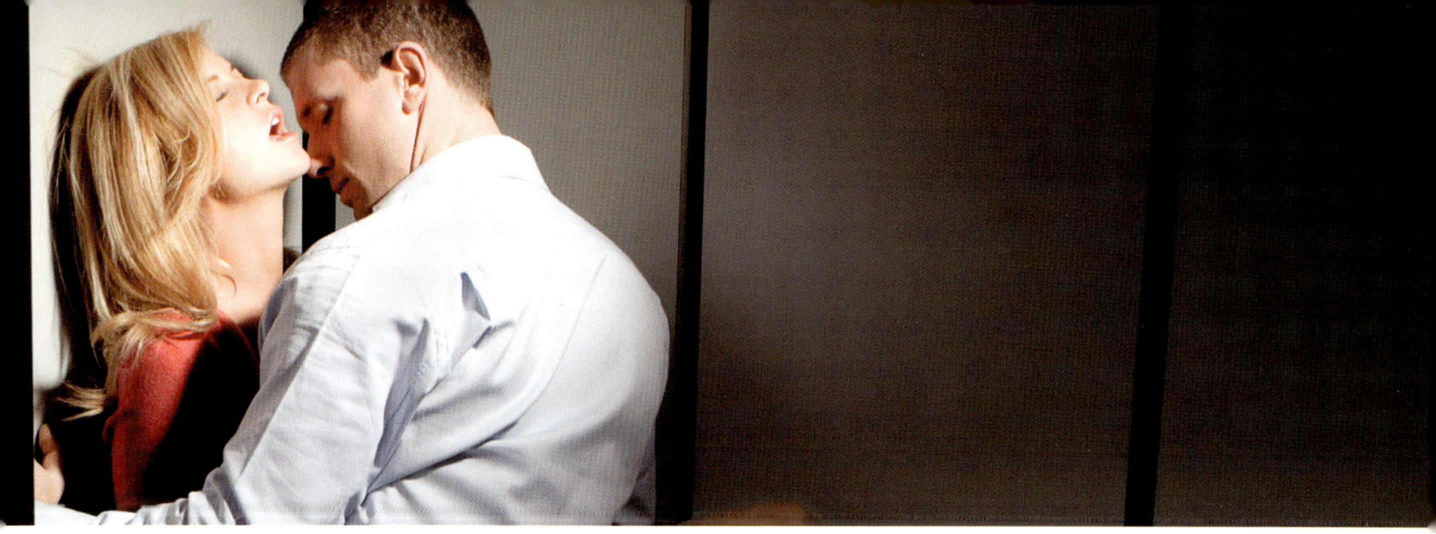

Kein schönes Bild. Viele heutige Paare glauben, dass Sex gesteigert werden und ein großes Ausmaß an Zeit für körperliche Liebe zur Verfügung stehen muss, und sie finden diese Zeit nicht. Obgleich diese Art des Liebesspiels ganz bestimmt der luxuriöse Teil einer intimen Beziehung ist, gilt dies auch für jene ungeplanten Momente, wenn du einfach nur völlig unvorbereitet Lust auf Sex hast.

Die Frage, ob man ein reicheres, lustvolleres und befriedigerendes Sexleben möchte, ist, als ob man etwas dagegen hätte, ein paar Millionen Euro zu erben, steuerfrei. Fast alle wollen besseren Sex.

Selbst wenn er gut ist, wollen wir ihn besser. Sexuelle Leidenschaft hat wie kein anderes Gefühl die Macht, unsere Geister zu beflügeln, genauso sehr wie sexueller Frust wie keine andere Erfahrung unsere Geister dämpfen kann.

Was also macht mehr Sinn – das unregelmäßige Festmahl oder der regelmäßigere köstliche Snack, der Hunger nach mehr macht? Was schlagen die Experten vor? Baut auf mehr Romantik! Eine Heimindustrie ist gewachsen, die vorgibt zu wissen, worin das Problem liegt: keine Zeit, keine Energie und keine Möglichkeit für Sex. Der Ratschlag der Experten: Zeitplan, Verabredungen, mehr Romantik, bla, bla, bla.

Viele von uns suchten den Rat der Experten, nur um herauszufinden, dass wir etwas falsch machten, da es nicht funktionierte. Aber wir lagen nicht falsch! Die Experten liegen falsch und, ganz ehrlich, ich war einer von ihnen.

Menschen wurden für schnelleren und kühneren Sex gemacht. Jawohl. Nicht nur schneller, doch auch – zumindest manchmal – ein wenig gewagter. Wir brauchen etwas Neues. Im Tierreich wird keine Zeit verschwendet. Je mehr Zeit für Sex verwendet wurde, desto größer die Gefahr, konsumiert zu werden. Und derartiger Konsum hat nichts mit oralem Sex zu tun!

Zusätzlich ist es wahrscheinlich, dass wir in einer Beziehung sein werden, die länger als jene unserer Vorfahren dauert. Sex, nach einigen Hundert Wiederholungen von zehnminütigen Vorspielen gefolgt von zweiminütigem Stoßen in der Missionarsstellung, kann schnell zur Routine und langweilig werden. Wenn wir diese evolutionäre Tatsache auf die heutige Welt samt langen Stunden im Büro, endlosem Verkehrsstau und Elternpflichten übertragen, ist es ein Wunder, dass wir überhaupt Zeit für Sex finden, besonders da er es oft nicht bringt, wenn wir es gerade gern hätten.

Natürlich ist ein fünfgängiges Menü delikat. Doch manchmal tut es auch eine kunstvoll belegte Pizzaschnitte direkt vom Holzofen. Es ist unrealistisch, zu erwarten, die ganze Zeit über ständig das volle Programm Sex zu haben, deshalb sind Quickies nicht nur eine Möglichkeit – sondern eine verdammte Notwendigkeit.

Ich weiß, dass Quickies nicht der einzige Weg für guten Sex sind, doch Flucht vor der Routine ist eine tolle Möglichkeit, Leidenschaft am Brennen zu halten.

Was meine ich mit einem Quickie?

Manche Quickies brauchen weniger Zeit als das Pochieren von Eiern. Manche sind nicht schnell und anders, doch es gibt definitiv einen Wandel im Zugang. Es hat weniger mit Romantik, sondern mehr mit Kreativität und Aktivität in Sachen Lust zu tun.

Hier geht es um das völlige Gegenteil von dem, was du sonst hörst: Romantik, keine Eile, warum Eile bei etwas so Lustvollem? Ich sage, warum nicht! Es geht um eine neue Einstellung.

Wir werden viele Frauen hören, die darum kämpfen, dass was anderes als das Übliche manchmal seinen Reiz hat. Einfach tun. Es ist, wie wenn einem gesagt wird: „Ich muss dich haben! Jetzt!"

Was also, wenn er sich gerade rasiert und zu spät dran ist oder du gerade beim Zahlen der Rechnungen bist? Wäre es nicht verlockend, ihn richtig wild zu nehmen (oder von ihm genommen werden)?

Vielleicht hast du keinen Orgasmus, weil es so schnell geht. Das ist gut so, solange du es genießt. Sex ist kein Wettkampf nach Punkten. Vielfalt schafft eine besondere Qualität. Ich behaupte, dass die Chancen eines Orgasmus durch das Einhalten der folgenden Richtlinien erst richtig verbessert werden können. Ich wette regelrecht, dass deine Orgasmusfähigkeit während eines Quickies viel besser sein wird als während der üblichen Routine des Liebesspiels.

Natürlich ist es etwas Anderes, wenn du nun nur noch Quickies hast. Oder niemals einen Orgasmus. Oder er ständig zu früh kommt. Denn im Idealfall ist der beste Sex, wenn zwei Menschen zusammen sein wollen und ein Interesse daran haben, einander Lust zu bereiten.

Vielleicht denkst du: „Tja, großartig für Männer, doch was ist mit Frauen? Ist der Quickie fair für sie?" Für Frauen ist der Quickie gewöhnlich etwas, wobei der Mann kommt und sie zurückbleibt – er verlässt die Party, noch bevor sie dort überhaupt ankommt!

Es braucht nicht viel, um Männer von den Vorzügen des Quickies zu überzeugen. Er ist die ultimative Männersache. Für Frauen ist er ein zweigleisiges Schwert: Sie mag es wollen, doch erwartet von vornherein, nicht auf ihre Kosten zu kommen.

Ich behaupte, dass Quickies für Frauen mehr als fair sein können. Durch Spontaneität in deinem Sexleben wirst du die Hitze aufdrehen. Sobald die Experimentierfreude im Schwinden ist, braucht es Spontaneität. Begierde ist wie ein Feuer, das geschürt werden muss. Eine Dosis gewagter, grenzgängiger Sex ist wie Sauerstoff für die Flammen. Doch

Frauen müssen ihren inneren Schweinehund überwinden: Während der Penis direkt während des typischen Aktes erregt ist, wird die Klitoris indirekt erweckt.

Das bedeutet nicht, dass Frauen nicht ebenso schnell einen Orgasmus haben können. Im Gegenteil, sowohl Männer als auch Frauen können sich selbst in weniger als fünf Minuten zum Orgasmus bringen. Sexualwissenschaftler Alfred Kinsey fand heraus, dass es durchschnittlich sogar nur drei Minuten sind, sowohl für Männer als auch Frauen. Und wer es alleine schafft, kann dies auch mit einem Partner, sofern die richtigen Techniken verwendet werden. In meinem Buch erläutere ich diese in drei leicht lernbaren Schritten!

Dabei handelt es sich nicht um exotische Techniken aus dem Fernen Osten, die man erst nach jahrelanger Übung beherrscht. Im Gegenteil, du wirst lernen, wie du schneller zum Orgasmus kommst als beim Einkaufen, Kochen, Geschirrspülen und Saubermachen – und der Sex wird dir viel mehr Spaß machen!

Die Annahme dieses Buches ist einfach: **Gelegentlicher Quickie-Sex – spontan oder geplant, verspielt und an verbotenen Orten –, bei dem sowohl er als AUCH SIE richtig abgehen, ist genau das, was nötig ist, um die Glut früherer Tage zurückzubringen, als der Hausflur noch für wilden Sex diente.**

Wir brauchen mehr als nur Zeit für Sex. Wir brauchen einen Grund, damit er überhaupt passiert. Der Schlüssel heißt Motivation, Experimentierfreude verstärkt die Motivation. In einer Studie wurde herausgefunden, dass die Amerikaner durchschnittlich 64 Mal Sex im Jahr haben. Das ist ein bisschen mehr als ein Mal die Woche. Doch die Qualität und nicht die Quantität zählt. Es geht nicht darum wie oft, sondern wie lustvoll und wie interessant.

Regelmäßiger Sex ist das eine, doch unvergesslicher Sex, wovon allein der Gedanke einen lächeln lässt, ist das andere. Darum geht es in diesem Buch.

Nach meiner Erfahrung werden Paare besonders nach langjährigen Beziehungen Opfer des größten Libido-Killers: Monotonie. Dann können Kreativität, eine flexible und offene Einstellung und Sinn für Humor praktisch sein. Während das Großartige an einem Quickie ist, dass er ohne Schnickschnack abläuft, alles möglich ist, geschieht Sex in der Realität selten völlig spontan. Praktisch immer gibt es einen Auftakt, der uns sexuell aktiv werden lässt: Wir sehen etwas (der Kerl im Büro mit heißem Arsch, der genau die richtige Angriffsfläche bietet), vielleicht eine gewisse zärtliche Berührung oder manchmal sogar in der Mitte des Zyklus (etwa vierzehn Tage nach deiner Periode), wenn dein Körper zu schreien beginnt: Ja! Ja!

schnell

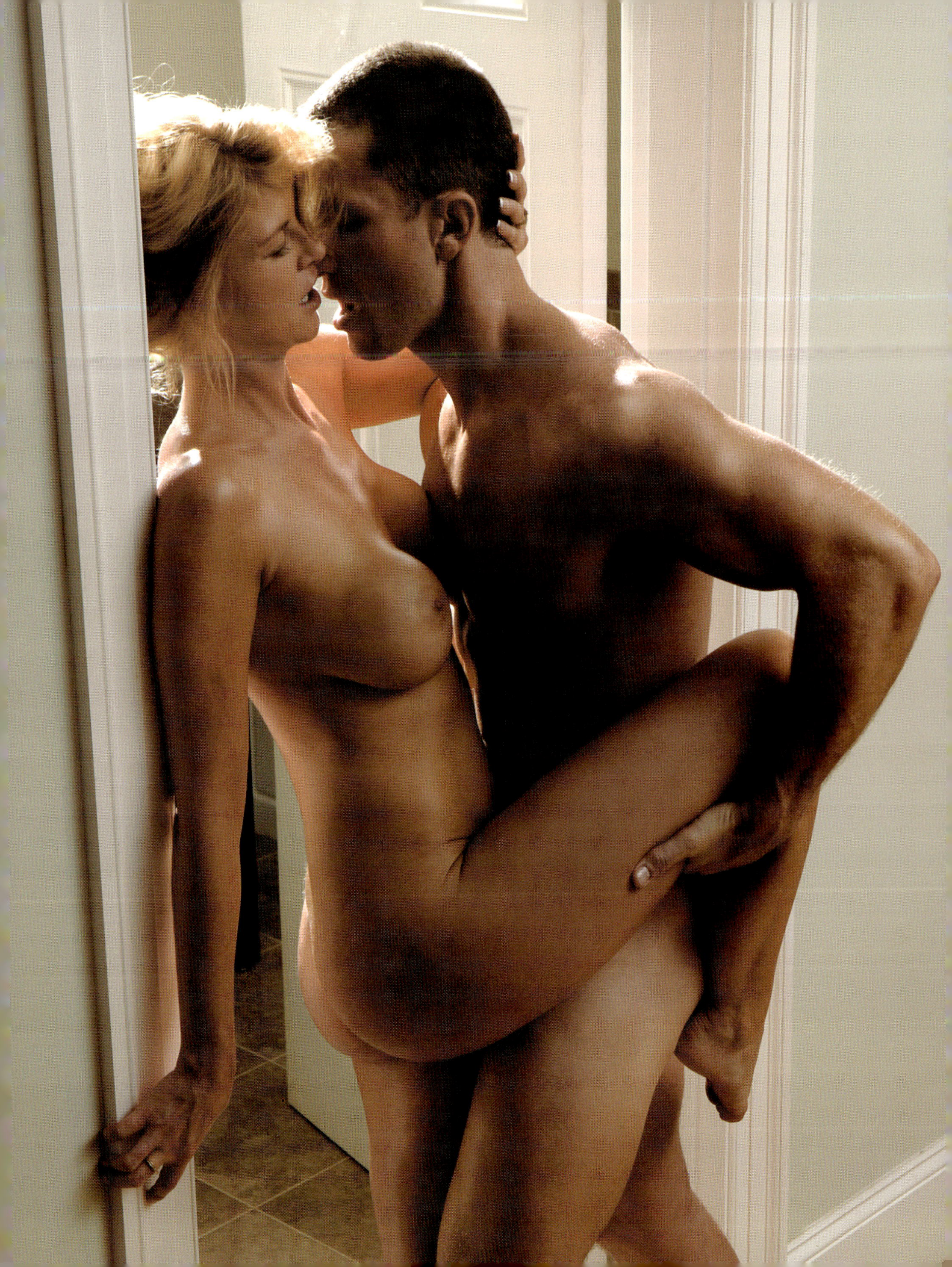

Grundlagen:

Meine Definition eines „Quickies" ist liberal. Es geht ganz bestimmt nicht um den Quickie deiner Großmutter, frei nach dem Motto: „Rein, raus, Danke Schätzchen." So etwas gefällt nur dem Mann. Unser Quickie ist provokanter Verkehr, der nicht immer schnell gehen muss, aber anders ist. Er bricht mit dem üblichen Muster und bringt Elemente des Verwegenen und Verbotenen, die nicht zum typischen Liebesspiel gehören. Ein Quickie sollte dein Blut in Wallung bringen und dich in sexuelle Raserei versetzen.

Alles in allem, was ist inspirierender als unerwartete, animalische, rasante Abenteuer, währenddessen ihr zumindest für kurze Zeit die Welt vergessen könnt?

ALS QUICKIE-*SEXPERTIN* WIRST DU:

> deine sexuelle Energie steigern.
> das nahezu sofortige „Bereitsein" üben (besonders wichtig für Frauen).
> eine stärkere sexuelle Spannung zwischen euch beiden anfachen.
> das Ausmaß eurer Intimität beträchtlich ausbauen.
> den Testosteron-Level in euch beiden ankurbeln.

Ein Akt wilder Leidenschaft kann dir mehr bieten als nur intensives und leidenschaftliches Vergnügen. Der Drang kann alte, vergessene Gefühle wieder erwecken und ganz plötzlich wirst du zurückversetzt in die frühen Tage eurer Beziehung oder in die ersten Stunden eurer gemeinsamen Sexualität. Übung wird euch beiden helfen. Es wird unheimlich erotisch und sehr effektiv für euch werden, eure allgemeinen Energien anzukurbeln. Es ist besser als ein doppelter Espresso. Ihr werdet viel öfter an den anderen denken.

Wenn es die Zeit erlaubt, ist der Luxus eines sinnlichen, ausgedehnten Aufbaus eines Liebesaktes etwas Wundervolles. Doch wenn du dich selbst auf dieses raue Gefühl des Dranges einstellst, das dich befällt, wenn du einfach nicht mehr warten willst … das ist heiß!

Ein solcher Reiß-mir-die-Kleider-vom-Leib-und-besorgs-mir-hier-und-jetzt-Sex ist nicht nur die beste Art, mehr Spaß im Bett zu haben, sondern auch eine langjährige monogame Beziehung – soll ich es sagen? – eine ebensolche bleiben zu lassen.

Der gelegentliche Quickie ist für sexuelles Vergnügen wie die würzige Sauce für gelungene Pasta Asciutta: das gewisse Etwas, das das Köstliche erst vollendet.

QUICKIE

VOM DRANG ÜBERKOMMEN

EIN QUICKIE KANN IMMER UND ÜBERALL PASSIEREN – WENN DU DEN RAUM BETRITTST, WENN DU DICH AM MORGEN FÜR DIE ARBEIT HERRICHTEST, WENN DU AUF DEM WEG INS BETT BIST –, DU KANNST VON DIESEM DRANG, HEISSEN UND SCHNELLEN SEX ZU HABEN, ÜBERKOMMEN WERDEN, WENN DU ES AM WENIGSTEN ERWARTEST.

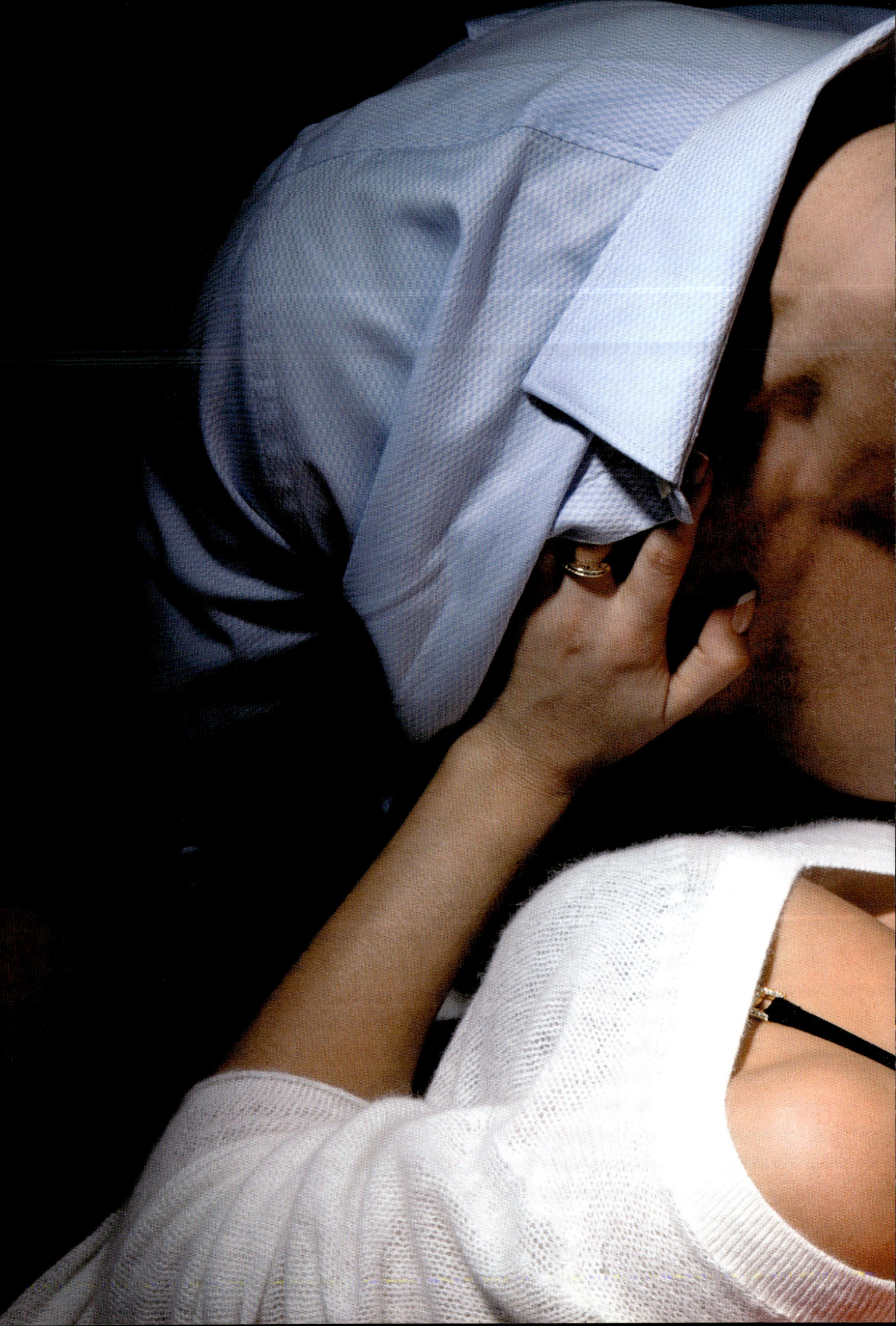

TEIL EINS:

Der Quickie

SCHNELL, SCHMUTZIG UND HEISS

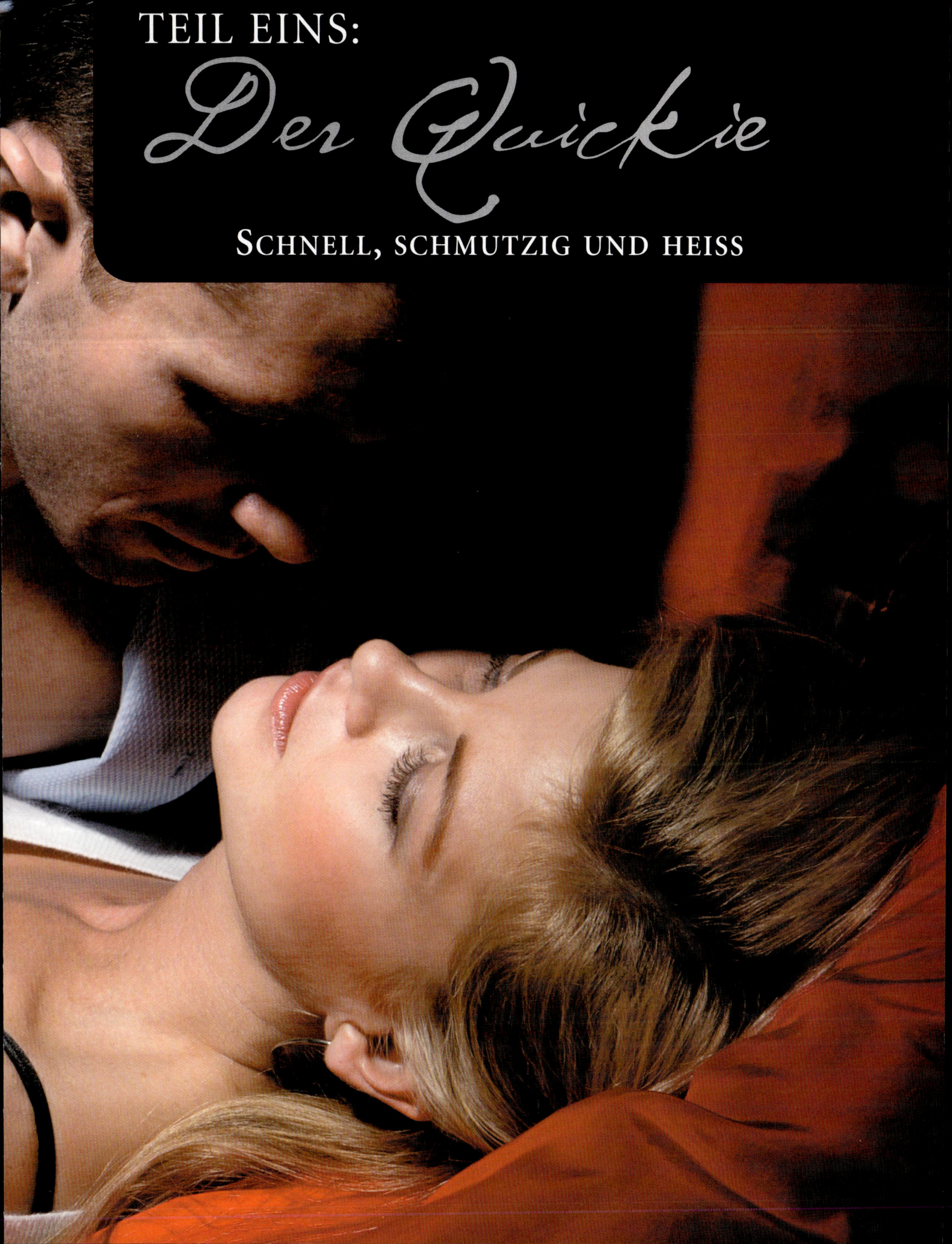

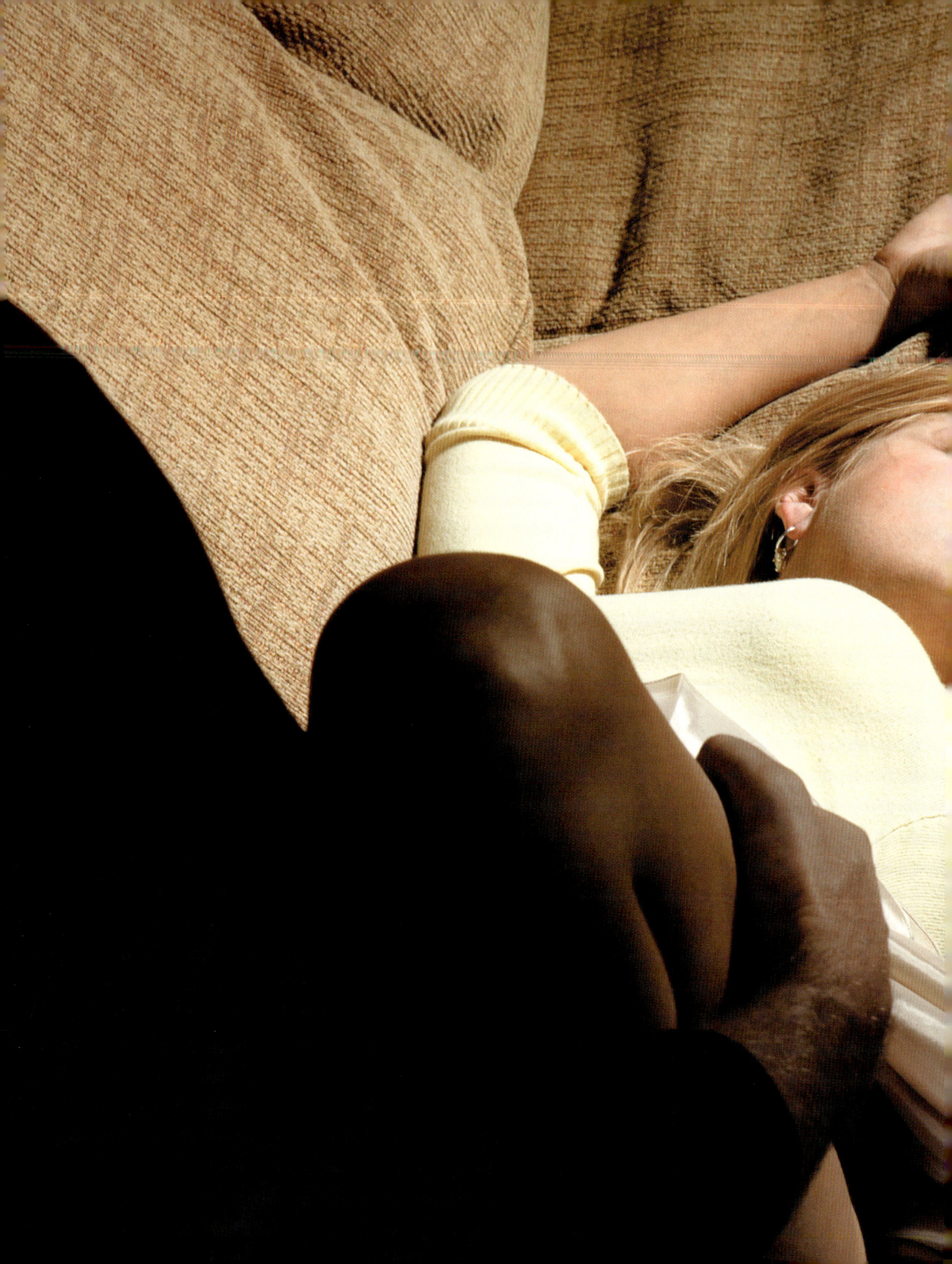

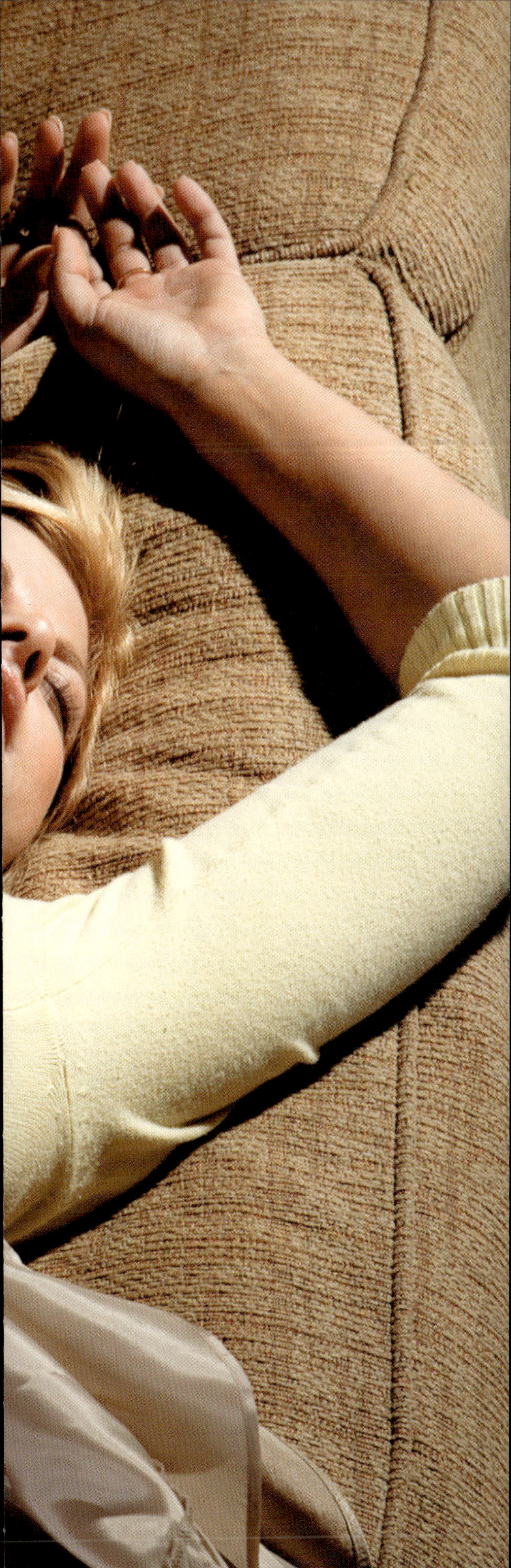

1

Was Frauen über Quickies sagen

Du bist nicht allein!

Du bist vielleicht noch immer skeptisch: „Was ist für mich drin?“ Das macht nichts. Quickies haben einen hartnäckigen Ruf als etwas nur für Männer. Aber Langeweile und Desinteresse unter Frauen haben auch eine hartnäckige Geschichte.

Geschichte muss sich nicht wiederholen. Gib es zu. Du bist nicht immer in der Stimmung für einen in die Länge gezogenen Marathon der Liebe. Manchmal bist du nur derart scharf, dass du das tantrische Getue überspringen und endlich zur Sache kommen willst. Die gute Nachricht ist, dass es nur ein wenig Vorstellungskraft braucht, um dein Sexleben wieder zu schüren. Nichts ist so atemberaubend wie schneller, rasender Sex, der stürmisch und NICHT politisch korrekt ist – Sex, der sich an der Grenze des Erlaubten befindet.

Wähle aus einer Vielzahl an Vorschlägen in diesem Buch. Streng dich an, um deine Erregung und orgasmischen Reaktionen zu beschleunigen – ich werde dir zeigen wie – ,und du wirst deine Meinung über Quickies ändern. Einige Frauen sind überzeugt, dass Quickies ihnen mehr als alles andere bringen. Da es oft ungeplant ist, können sie sich einfach der Leidenschaft ihres Mannes und auch ihrer eigenen Leidenschaft hingeben.

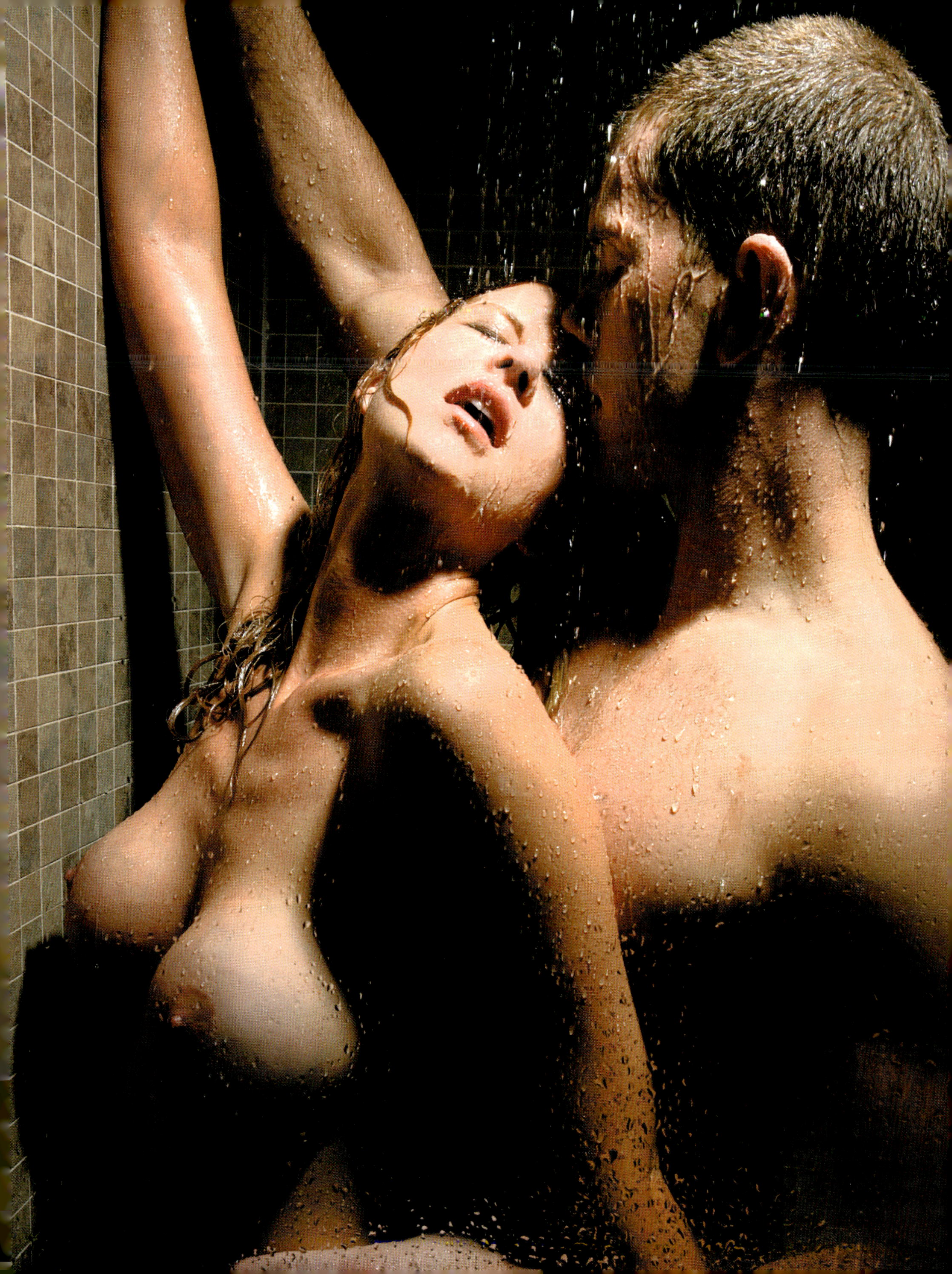

Böse Mädchen

Wie mir etwa eine 33-jährige Frau erzählte: „Einige unserer besten Erinnerungen sind Quickies, wie damals, als wir es auf der Toilette eines Schnellzuges zwischen Washington D.C. und New York taten.“

Andere Frauen, mit denen ich sprach, überlegten begeistert, als ich sie nach ihrem großten Abenteuer befragte.

Eine Frau in ihren frühen Zwanzigern berichtete: „An meinem Hochzeitstag, an der Rezeption, wollte ich in ein kleines Zimmer, um mich mit meinem Mann umzuziehen. Ich dachte an die Hochzeit, doch als seine Unterhose zu Boden ging, war er völlig erregt. Ich wurde heiß nur durch die Art, wie er mich ansah, und sofort fielen wir übereinander her. All dies geschah, während auf der anderen Seite der Tür Leute hin und her liefen. Wann immer wir uns während des Abends neben unseren Gästen ansahen, mussten wir durchtrieben grinsen. Wenn Sie mich fragen, woran ich mich bei unserer Hochzeit am besten erinnere, war es das. Erst das machte unseren Tag besonders.“

Eine andere Frau, auch so um die dreißig, erzählt: „Schneller und wilder Sex gibt Energie. So ein Mal die Woche haben wir einen Quickie in der Dusche am Morgen vor der Arbeit. Ungeplant, heiß, und wir sind noch aufgeladener für unser nächstes Mal.“

QUICKIE

HEISSE DUSCHE

EINE HEISSE DUSCHE KANN DIE PERFEKTE MÖGLICHKEIT FÜR EINEN ÜBERRASCHENDEN QUICKIE SEIN. WASSER KANN DIR SEHR INTENSIVE SEXUELLE LUST VERSCHAFFEN – UND WIRD VON VIELEN ALS SINNLICHES APHRODISIAKUM BETRACHTET.

QUICKIE

RENDEZVOUS IN DER UMKLEIDEKABINE

EIN UNGEWÖHNLICHER UND VERBOTENER ORT ERGIBT OFT DIE BESTE KULISSE FÜR EINEN QUICKIE. DIESE RENDEZVOUS IN DER UMKLEIDEKABINE KÖNNEN JEDEN MANN VON DEN VORTEILEN DES SHOPPENS ÜBERZEUGEN!

Es ist ein Naturgesetz, dass Männer nicht gerne shoppen. Aber ich bin überzeugt davon, dass dieser Typ um die dreißig kein Problem damit hat. Seine Freundin erzählte mir:

„Wir gingen shoppen, um ein paar neue Klamotten für ihn zu kaufen, und er probierte sie in der Umkleidekabine an. Es war spät und der Laden war leer. Ich drängte mich zu ihm in die Kabine und spürte seine Unterwäsche an meiner Haut. Kurz darauf waren meine Arme um seinen Kopf und ich wurde an die Wand gedrückt. Ich versuchte, leise zu stöhnen, aber der Verkäufer hatte bestimmt seine Vermutungen. Als wir aus der Kabine kamen, hatte er diesen Blick und schaute uns mit wissenden Augen an. Ich sagte irgendetwas Schlagfertiges, ich weiß nicht mehr was, auf jeden Fall flirtete ich ein wenig. Ich dachte schon, ihm würde an Ort und Stelle in seiner Hose einer abgehen."

Hast du jemals für eine Erfahrung gezahlt und sie als enttäuschend empfunden? Wer nicht? Es geschah etwa dieser Frau an ihrem vierzigsten Geburtstag, nur fand sie zu einer einzigartigen Lösung.

„Wir waren bei einem Broadway-Stück. Mein Freund hatte eine Menge für unsere Plätze bezahlt, aber das Stück war sehr langweilig. Er tat mir leid und mitten im Stück nahm ich ihn an der Hand und führte ihn in die Männertoilette. Wir gingen in eine Kabine. Wir sagten kein Wort, schauten uns nur lüstern an. Er drehte mich um und nahm mich von hinten. Keiner kam herein, doch der Gedanke daran machte mich an. Wir kehrten zu unseren Plätzen zurück und irgendwie bekam das Stück eine neue Bedeutung. Danach fragte ich ihn, ob ihm das Stück gefallen hätte. Er grinste und meinte ich würde den Tony Award für den besten Quickie am Broadway verdienen."

überall

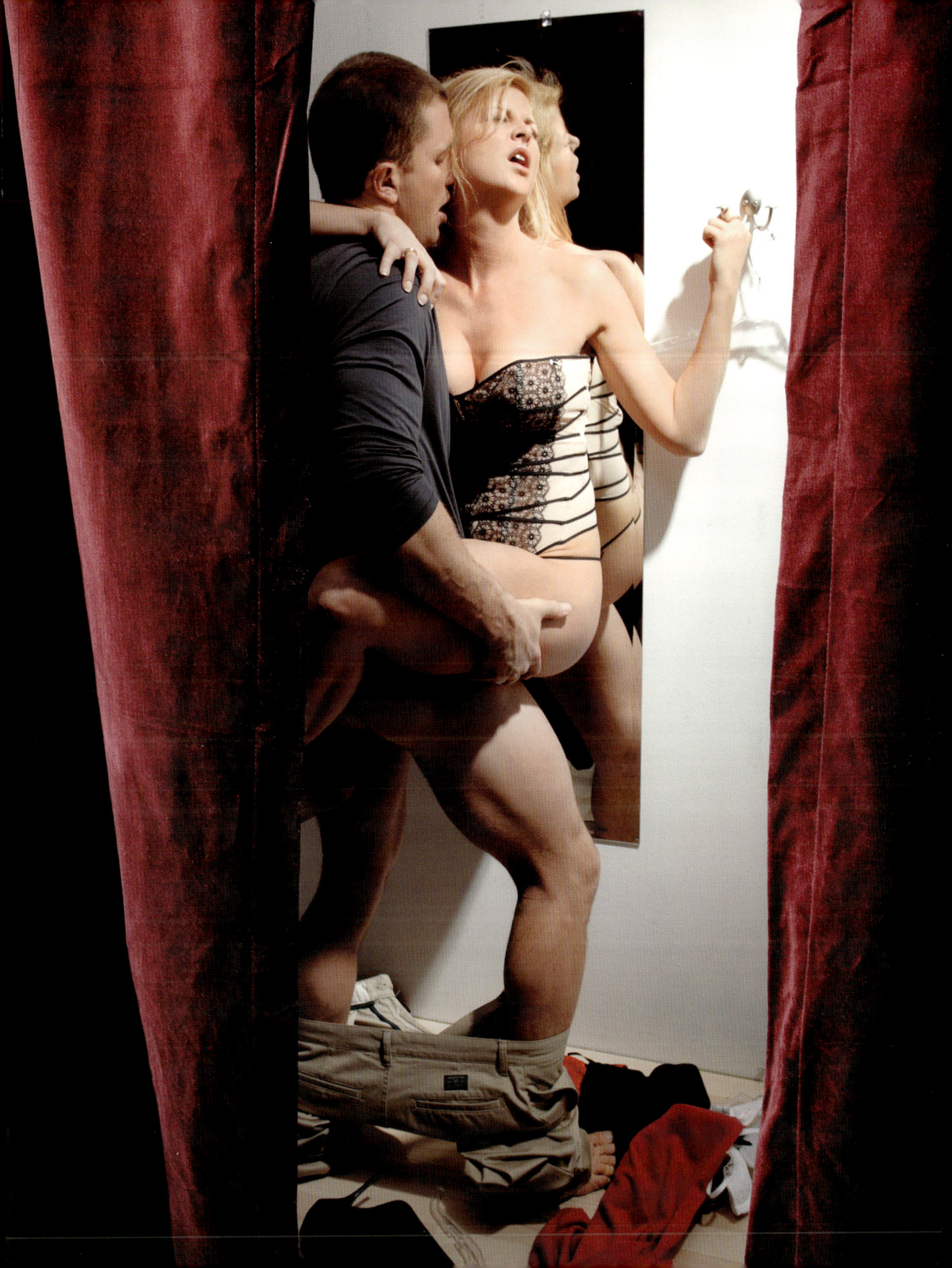

Manchmal kann selbst ein Urlaub ein Reinfall werden, doch wenn du ein wenig Schauspiel hinzufügst, kann sich eine erotische Explosion ergeben. Eine Frau Mitte dreißig, die sich kürzlich verlobt hatte, kann dies bezeugen.

„Wir waren auf Urlaub und ich trug absichtlich kein Höschen. Mein Rock war weit und er reizte mich die ganze Nacht. Ich bemerkte, dass er die ganze Zeit über hart war. Wir saßen in der Hotel Lounge und flirteten beim Dirty Talking. Endlich schlüpfte er aus seinem Schuh und fuhr mit seinem Fuß unter dem Tisch zwischen meine Beine. Weniger als eine Minute später hörte ich mich mit überraschend rauchiger Stille sagen: ‚Lass uns nach oben gehen!'"

Ich spürte, wie ich sehr feucht wurde. Im Lift hatte ich gerade den Knopf gedrückt, da hob er meinen Rock hoch und drang in mich ein, Aug in Aug, langsam, er ließ mich spüren, wie er seinen Penis gekonnt in mich schob. Die ganze Zeit über schaute er mir in die Augen und sagte mir, wie wundervoll es sich für ihn anfühlte. Ich dachte, ich werde verrückt, es war so heiß, sich den ganzen Abend erregt zu fragen, wann es wohl passieren würde. Ich war so feucht! Er war ganz in mir … plötzlich blieb der Lift stehen und die Tür ging auf. Wir mussten uns fassen. Ein älteres Paar betrat den Lift, sie schauten uns an und lächelten dann einander zu. Wir gingen und fuhren mit unserem Liebesspiel im Gang fort und die Aufregung, wieder erwischt zu werden, machte mich verrückt. Wir waren einfach nur für sehr lange Zeit erregt und konnten nicht genug voneinander kriegen."

QUICKIE

AUFWÄRTS!

EIN QUICKIE IN EINEM LIFT IST GEWAGT UND AUFREGEND! SEI AUF JEDEN FALL VORSICHTIG, DASS ES KEINE SICHERHEITSKAMERA GIBT (AUSSER NATÜRLICH, ES STÖRT DICH NICHT!).

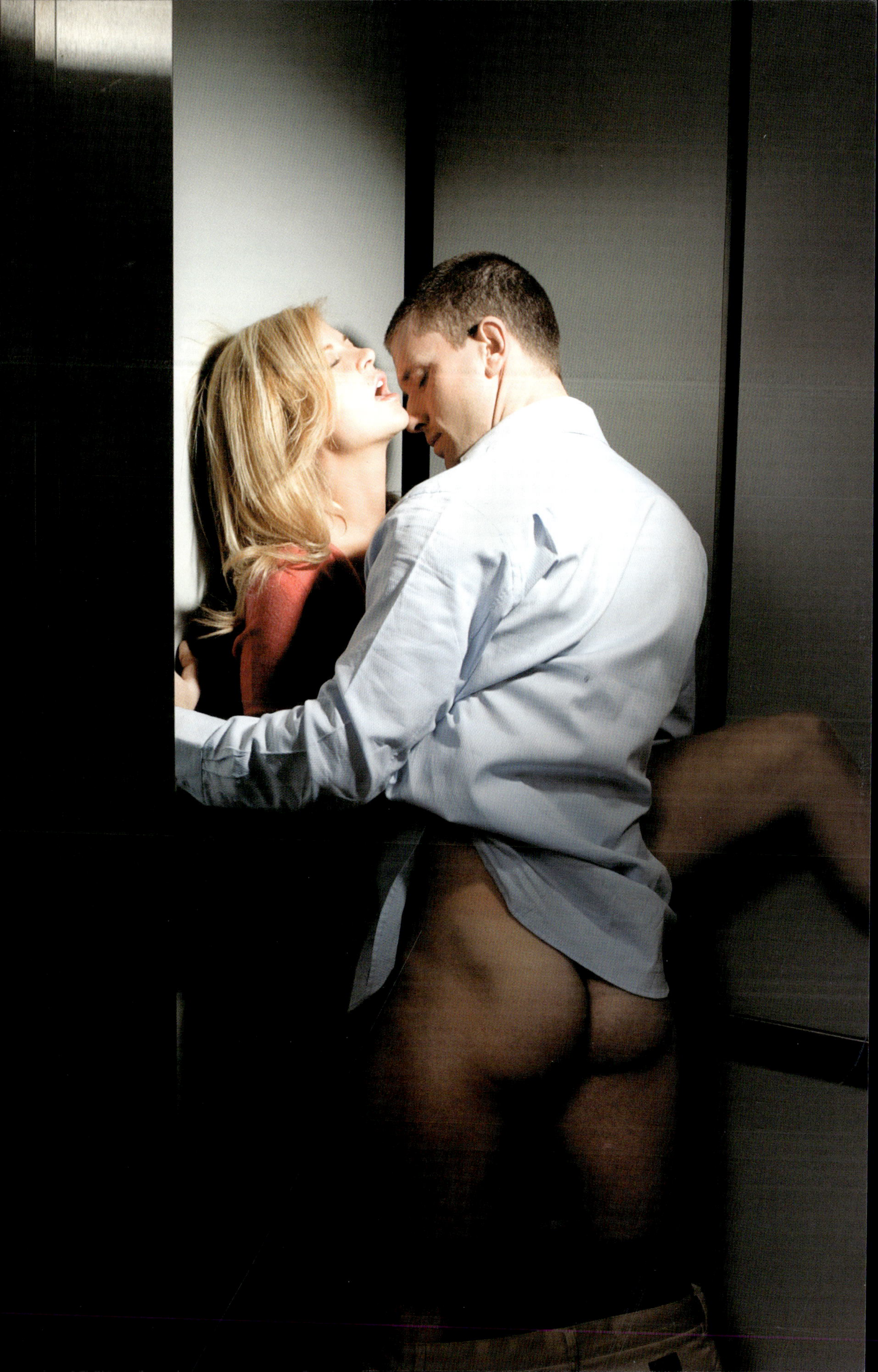

„Er fuhr unter meinen Rock, zog mein Höschen runter, während er meine Beine mit seinem Fuß auseinanderschob – wie bei einer Festnahme."

Manchmal kann auch eine nachmittägliche Schmuserei die Lust steigern, wie eine Frau Mitte vierzig erzählen kann:

„Ich saß am Computer, als ich hörte, wie die Tür unten zugeschlagen wurde. Zuerst schreckte ich hoch, da ich niemanden erwartete. Ich hörte Schritte auf der Treppe. Ich fühlte mein Herz in der Brust pochen. Doch dann sah ich ihn und meine Angst wurde zu Lust. Es war mein Mann, ein Polizist, der für einen ‚Mittagssnack' vorbeischaute." „Ich drehte mich zu ihm und er packte meine Schultern, zog mich hoch. Ich stand mit dem Gesicht zur Wand, die Arme nach oben und offen. Er fuhr unter meinen Rock und schob mein Höschen runter und meine Beine mit seinem Fuß auseinander, wie bei einer Festnahme. Dann begann er, mich zu untersuchen und bevor ich Atem holen konnte, hatte ich seine Hand zwischen meinen Beinen, die meine Klitoris massierte. Er hauchte in meinen Nacken und flüsterte, wie sehr er mich wollte. Ich war so scharf, dass ich glaubte, in Ohnmacht zu fallen."

Ganz offensichtlich weiß diese Polizistengattin, wie man eine Möglichkeit nutzt. Auf folgende Weise nutzte sie einen wichtigen Termin ihres Mannes zu ihrem Vorteil.

„Mein Mann war gerade zur Überwachung im oberen Stockwerk eines teuren Technik-Ladens, um dort potenzielle Ladendiebe zu erwischen. Der Besitzer hatte sich beklagt, dass er viele der kleineren Produkte an Jugendliche und einige Erwachsene verlor. Die Polizei schlug eine Überwachungskamera vor. Letztlich war es ein Technik-Geschäft, doch der Besitzer wollte direkte Überwachung, damit jeder von einer Festnahme erfahren würde.

Ich war dort mit meinem Mann für einige Minuten, und sah durch einen Spiegel, durch den uns niemand beobachten konnte. Er stand hinter mir und ich reichte nach hinten, um seinen Schritt zu massieren. Er wurde sofort steinhart. Ich wurde feucht. Er hob mein Kleid hoch und drang von hinten in mich ein. Mit einer Hand drückte er mich an sich, mit der anderen massierte er meine Klitoris. Nach einer Weile sahen wir die Kunden unten und unser Spiegelbild im Glas. Als ich zum Höhepunkt kam, schrie ich so laut, dass die Leute im Geschäft irritiert herumschauten."

Diese Frau ist nicht allein bei der Verquickung von Arbeit mit Vergnügen. Eine andere Frau, gerade dreißig geworden:

„Mein fantastischer Quickie beginnt mit einem Flirt. Ich liebe es, zu tippen und sexy Nachrichten von meinem Freund zu erhalten. Wir arbeiten in verschiedenen Abteilungen derselben Firma und wohnen in der Nähe. Immer wieder mal, wenn wir überarbeitet sind, verdrücken wir uns von der Arbeit, gehen nach Hause und haben Sex, der sich so gut anfühlt und Lust auf mehr macht! Und ich denke, dass der Angstfaktor dadurch entsteht, dass wir danach wieder zur Arbeit müssen. Ich bin mir sicher, dass die anderen bei der Arbeit Verdacht schöpfen. Wir haben beide diesen Glanz in den Augen, den wir nicht verstecken können."

Hast du die Mentalität für Quickies ?

In einer Studie der Bowling Green State Universität wurden Männer und Frauen zwischen 25 und 43 Jahren befragt: „Wenn Sie die Wahl – und nur eine Wahl – hätten, was wäre Ihnen lieber: Harter, wilder, schneller Sex oder langsamer, feinfühliger Sex?“ Die Mehrheit der Frauen wählte das Paradies der schnellen Lust.

Wer sind diese Frauen? Es sind Frauen wie du. Sie haben eine bestimmte Einstellung, nicht nur irgendeine Einstellung, sondern eine Reihe von Glaubenssätzen, die ihre Sexualität entzünden. Ich habe viele von ihnen getroffen und mit ihnen gesprochen.

Die Top-Ten-Einstellungen von Frauen, die Quickies lieben

1. **Beim Sex habe ich das Ruder in der Hand.**
   Frauen warten nicht geduldig auf den ersten Schritt. Im Gegenteil, sie tanken erotische Strategien, die ihre Sinnlichkeit erhöhen. Sie erlauben sich, selbst ihre Fantasien zu beschwören, und glauben nicht an Tabus. Sie gestehen sich zu, vor ihrem inneren Auge böse Mädchen zu sein. „Meine Fantasien sind die einer heimlichen Schlampe und ich liebe sie!“ erzählte mir eine Frau.

2. **Es geht mir nicht um Perfektion.**
   Eine heiße Braut jammert nicht wegen ihrer Zellulitis oder wünscht sich, dass sie wie ein hungerndes dürres Supermodel aussieht. Vielmehr sieht sie sich als gesunde, ausgewachsene Frau voll sinnlicher Fähigkeiten. „Wenn ich einen Raum mit lauter Männern betrete, dann tue ich das, als ob mir der Raum gehörte,“ meinte eine Mitvierzigerin. „Und das ist nicht so, weil ich süß bin“, fügte sie hinzu. „Ich könnte vielleicht ein paar Pfunde verlieren, aber ich habe nicht vor, mich wie viele andere Frauen zu kasteien.“

3. **Ich weiß, dass ich es habe.**
   Eine Frau, die an sich glaubt, macht Männer an. Einige Frauen haben es, andere nicht. Die, die es nicht haben, sind zu gehemmt, um sich sexy zu kleiden, zu verhalten oder zu fühlen. Kerle sind vielleicht heiß auf Ms. Supersexy, aber wenn sie diesen inneren Sex-Appeal nicht hat, verlieren sie schnell ihr Interesse. Wie eine Frau berichtet: „Mein Mann weiß, dass ich heiß bin, weil ich weiß, dass ich heiß bin, und keine Angst habe, es zur Schau zu stellen.“

   Sex-Appeal entsteht nicht einfach so. Du musst etwas tun, um etwas zu fühlen. Wie du beginnst? Spiel es vor, bis du es selbst glaubst. Dies tat auch Merri, eine 28-jährige Herausgeberin. Sie kleidete sich wie eine Bankerin und hätte nie gewagt, die Schlampe in ihr auch nur anzudeuten. Sie war mehr als interessiert an einem Literatur-Agenten, mit dem sie hie und da zu Mittag aß.

   Nichts geschah auf Grund ihrer Pfadfinder-Persönlichkeit, also begann sie mit der Vorstellung, die Schlampe in ihr ein wenig zuzulassen. Nach einem Glas Wein lehnte sie sich vor und verführte ihn zuerst mit ihren Augen. Nach sechs Monaten unglaublicher Leidenschaft hat sie noch immer nicht ihre Einstellung gezügelt.

4. **Ich weiß, was ich will und wie ich es verlange.**
   Einige Frauen sind wie Tiere bei der Arbeit, aber passiv im Bett. Dein Kerl will dich verwöhnen, letztlich geht es um sein Ego. Er ist darauf gedrillt, ständig der weltbeste Liebhaber sein zu wollen. Er kann aber nicht Gedanken lesen. Frauen sollten ihren Partnern sagen können, wie sie berührt werden wollen. Wenn du nicht gewöhnt bist, sexuell offen zu sprechen, dann fang damit an, seine Leistungen im

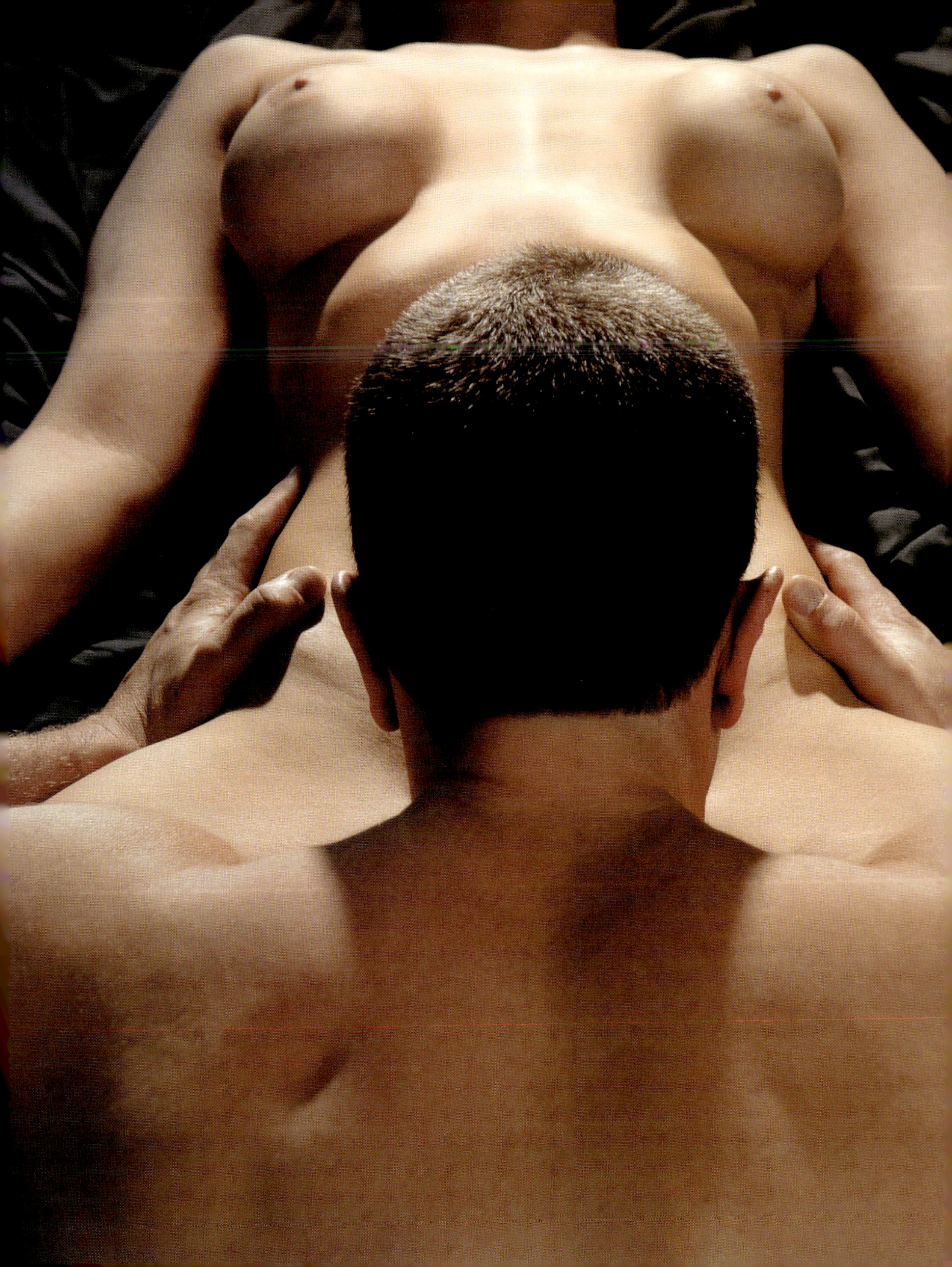

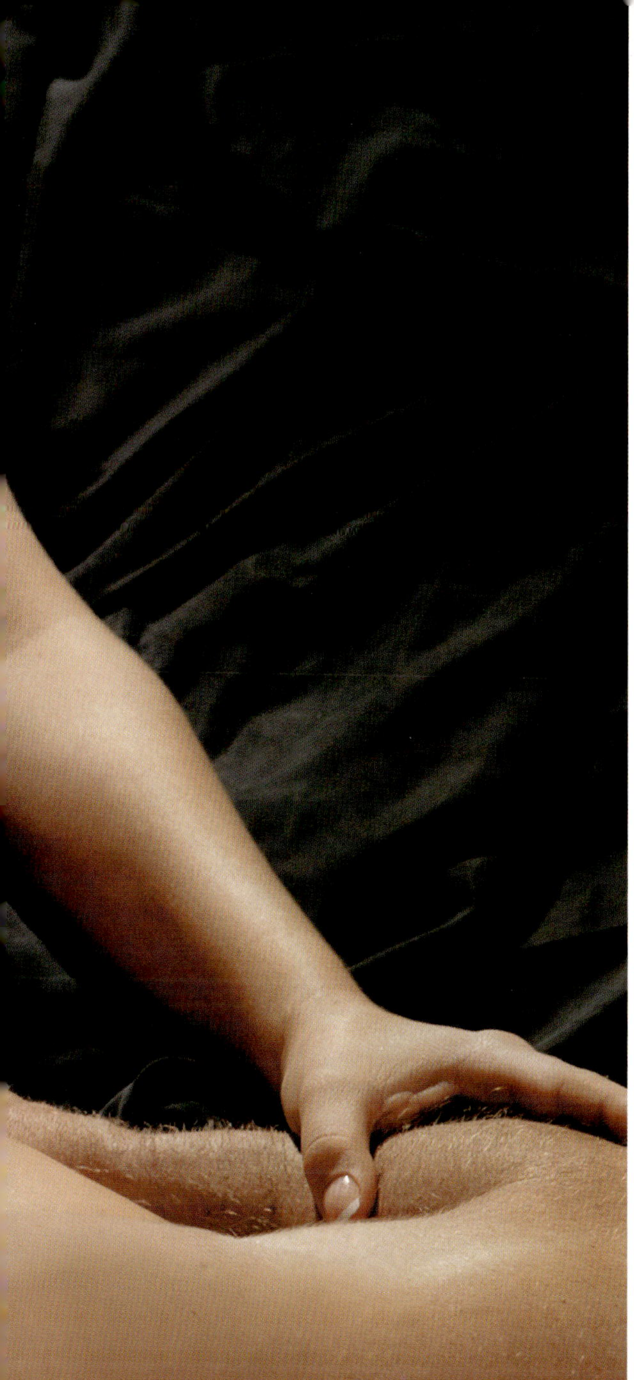

Bett zu loben. Mach ihm ein Kompliment und füg eine Anregung hinzu, wie etwa:

„Ich werde verrückt, wenn du das mit mir machst.“ Eine Frau Ende dreißig formulierte es so: „Ich lass es nicht zu, dass die Erwartungen meines Partners oder meine Angst dumm auszusehen, mich davon abhalten, zu fordern, was ich will. Das ist Teenager-Quatsch, darüber bin ich hinaus.“

5. **Mein Orgasmus ist genauso wichtig, wie deiner.**
   Sexhungrige Frauen sind wie Männer. Es geht ihnen um ihren Orgasmus. Seien wir ehrlich, wie viele Männer bestehen nicht unbedingt auf ihren Orgasmus. Sie sind überzeugt davon, dass er dazu gehört, und sexuell stolze Frauen teilen diese Meinung. Hier geht es nicht um Ansprüche, sondern Erwartungen. Der Erfolg, den du erwartest, tritt eher ein. Wenn du glaubst, ihn nicht zu verdienen, passiert genau das: du bekommst – nichts.

   Sexuelle Befriedigung ist wie so vieles eine selbsterfüllende Prophezeiung. Wenn du nicht erwartest, ekstatisch zu explodieren, wird es auch nicht geschehen. Fang damit an, daran zu glauben, dass regelmäßige Orgasmen nicht nur Belohnungen für einige ausgewählte Frauen sind.

QUICKIE

ORALSEX FÜR FRAUEN

ORALSEX FÜR FRAUEN, ODER CUNNILINGUS, IST EINE KUNST FÜR SICH. ES IST EINE BEDEUTENDE BEDINGUNG, UM EINE FRAU ZUM ORGASMUS ZU BRINGEN, UND VERLANGT KÖNNEN, GEDULD, ÜBUNG UND HINGABE.

6. **Es ist mir wichtig, richtig gut in einer Sache zu werden.**
Frauen, die sexuelle Gurus sind, sind nicht gut in allem. Das ist unrealistisch. Keine kann alles meistern. Doch so gut in einer Sache zu werden, dass man improvisieren und vorgeben kann, man wäre in vielem gut, ist der Weg einer Künstlerin. Eine einzige lustvolle Bewegung perfekt zu beherrschen kann dich von der heißen Liebhaberin zur Weltklasse bringen. Das muss auch nichts Außergewöhnliches sein, deine persönliche Art kann eine eigene Stimmung schaffen: spontan, gewagt und schmutzig. „Kerle sind vielleicht nicht von Natur aus sinnlich", erzählte mir eine Frau in ihren Dreißigern, „aber ich kann ‚sinnlich' so erotisch bringen, dass er verrückt wird."

7. **Ich kenne und verfolge das Prinzip der Gegenseitigkeit**
Sexuell erfahrene Frauen wissen genau, was geben und nehmen heißt. Sie sind aufmerksam, sinnlich und sexuell freigiebig. Das macht sich bezahlt. Männer, die bekommen, was sie wollen, tun auch das Ihrige dazu und geben, was von ihnen gewollt wird. Niemand ist heißer als ein dankbarer Kerl, der sein Bestes tut, um deine Bedürfnisse zu befriedigen.
Wenn du dir die Zeit nimmst und mit Zärtlichkeit und neuen Stellungen experimentierst, wird es dir dein Mann nicht nur danken, es wird sich in höchstem Ausmaß bezahlt machen. „Das gilt nicht für alle Männer", erzählt mir eine Frau über zwanzig. „Aber ich bin nicht an allen Männern interessiert", fuhr sie fort, „nur an jenen, die meine erotische Freizügigkeit teilen."

8. **Ich sehe Sex als Film mit großartiger Fortsetzung.**
Oft gefällt dir der gleiche Film immer wieder gut. Aber wenn die Fortsetzung richtig gut gemacht ist, bleibt die Geschichte am Leben. Sexuell aktive Frauen führen ihre Geschichte fort, sie schaffen gute Fortsetzungen. Sobald Sex an Schärfe verliert, greifen Frauen mit Ahnung zu den „Waffen". Sie suchen sich neue Orte, gehen an die Grenzen wie etwa durch das Ausleben geheimer Fantasien oder versuchen eine heiße neue Stellung.
Wilde Mädchen halten durch Vielseitigkeit die Glut am Brennen und freuen sich über die Versuche ihrer Männer, das Gleiche zu tun. Das Ziel eines bösen Mädchens ist es, so oft wie möglich etwas Verspieltes, aber Neues in ihr Liebesnest zu bringen. Der Schlüssel ist, die Abwechslung zu halten und die Langeweile auszusperren.

9. **Ich bin für sexuelle Gleichberechtigung.**
Heiße Frauen wissen, dass Sexismus Menschen in Schubladen sperrt. (Der Mann muss beim Sex anfangen. Die Frau sollte unterwürfig sein. Richtig wilder Sex ist eine männliche Sache und so weiter.) „Deftiger Sex ist nicht nur Männersache", ist eine Mittdreißigerin überzeugt. „Sex muss nicht zur richtigen Zeit am richtigen Ort und durch Initiative des Mannes passieren", meint sie. Frauen, die sehr sexuell sind, lassen sich beim Sex nicht einschränken.

10. Ich nehme Sex nicht gar zu ernst.

Frauen, die auf Sex stehen, nehmen es leicht. Sex soll Spaß machen. „Ich hatte diese wilde Schmuserei mit einem jüngeren Kerl und fiel aus dem Bett“, sagte eine Frau mit fast fünfzig. „Es war ein schräger Moment und für einen Augenblick sah ich peinlich berührt vom Boden auf, dann brach ich in Lachen aus. Er auch. Wir hatten einen genialen Nachmittag.“

Frauen lassen sich vom Leben nicht unterkriegen. Anstatt Schwierigkeiten im Leben als Ausrede zu nutzen, keinen Sex zu haben, sehen sie sie als Möglichkeiten, ihr Leben mit Leidenschaft zu würzen. Sie wissen, dass Haut an Haut das ist, was sie brauchen. Es geht um Leben und Lieben und nicht um Jammern und Schluchzen.

Eine sinnliche Frau verschiebt Sex nicht, nur weil das Leben manchmal nicht so läuft, wie man es gerade gern hätte. Die wahrhaft sexuelle Frau weiß, dass sie sich selbst einen Gefallen tut, wenn sie sich in Stimmung bringt, auch wenn sie sich in diesem Moment nicht wahnsinnig lustvoll fühlt.

„Eine einzige lustvolle Bewegung bis zur Perfektion zu beherrschen kann dich von der heißen Liebhaberin zur Weltklasse bringen.“

FÜNF GRÜNDE, ES JETZT ZU TUN!

1. **WACH AUF!** Ein Quickie ist ein besserer Stimmungsmacher als Prozac. Er wirkt schneller, fühlt sich viel besser an und du nimmst nicht zu.

2. **SEI IMMER HEISS!** Es gibt nichts Besseres, um die Schlampe in dir zu wecken (ohne Drogen!), als deinen Körper für Action bereitzuhalten. Laut Forschungsergebnissen von Doktor Eileen Palace, Leiterin des Zentrums für Sexuelle Gesundheit in New Orleans, hilft eine Steigerung der Stimulierung dem Körper dabei, offener zu sein für weitere Stimulierung. Schnell und schmutzig zu sein hilft dir, aufnahmefähiger für mehr zu werden. Sex bringt noch mehr Sex. Studien belegen, dass Sex den Level von Gehirnstoffen erhöht, die mit Begehren in Verbindung gebracht werden. Die beste Art, um das sexuelle Verlangen zu steigern, ist also Sex zu haben.

3. **VIEL SCHLAF!** Quickies tun dir gut und du bekommst in der Nacht noch immer ausreichend Schlaf. Was gibt es Besseres, als mit einem Lächeln einzuschlafen?

4. **DER WILLE ZÄHLT!** Neues, Verbotenes und Unbekanntes sind wichtige Faktoren, die Männer dazu verleiten, ihre Früchte in Nachbars Garten zu suchen. Warum lässt du ihn suchen, wenn er dich hat? Überraschungssex hilft ihm bei der Treue. Außerdem bleibt er dir was schuldig, was du einfordern kannst, wenn du gerade Lust hast.

5. **LASS DIE FLAMME LODERN!** Okay, Quickies sind nicht das große Heilungswunder für Beziehungen, die sich im Senkrechtsturz befinden. Aber wenn du die typische Samstagabendnummer in der Missionarsstellung gewöhnt bist (natürlich nur in eurem Bett), wird ein Bruch mit der Gewohnheit, wie etwa im Auto, wenn ihr gerade einen Stau abwartet, die Leidenschaft gewiss wieder anheizen. Genau das vermag ein Quickie zu sein – Schutz vor Langeweile, Extras inklusive. Vor allem bleibt die Glut am Leben. Einer Umfrage zufolge küssen und kuscheln Paare mit leidenschaftlicherem Sex öfter.

Genau das vermag ein Quickie zu sein – Schutz vor Langeweile, Extras inklusive.

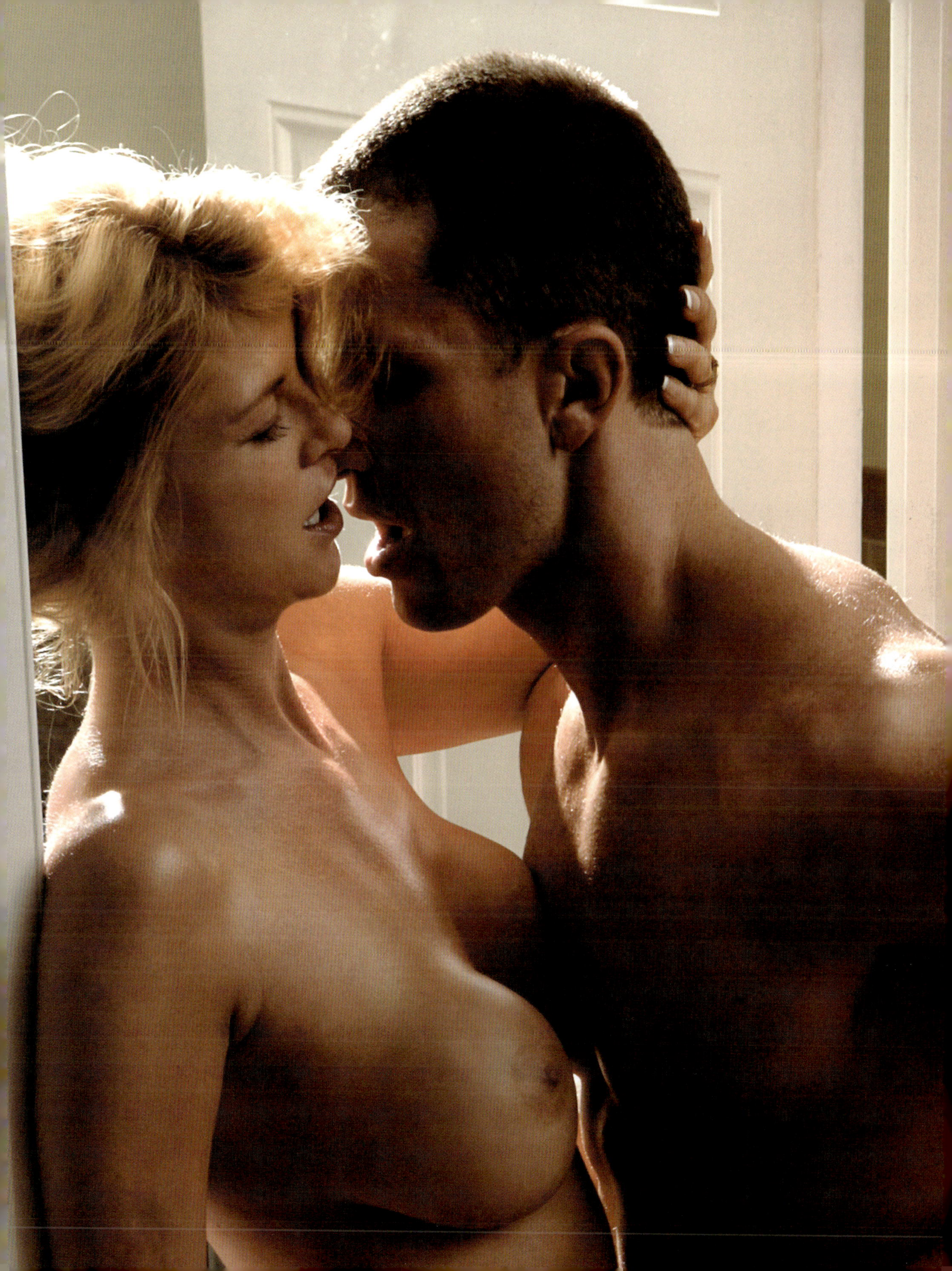

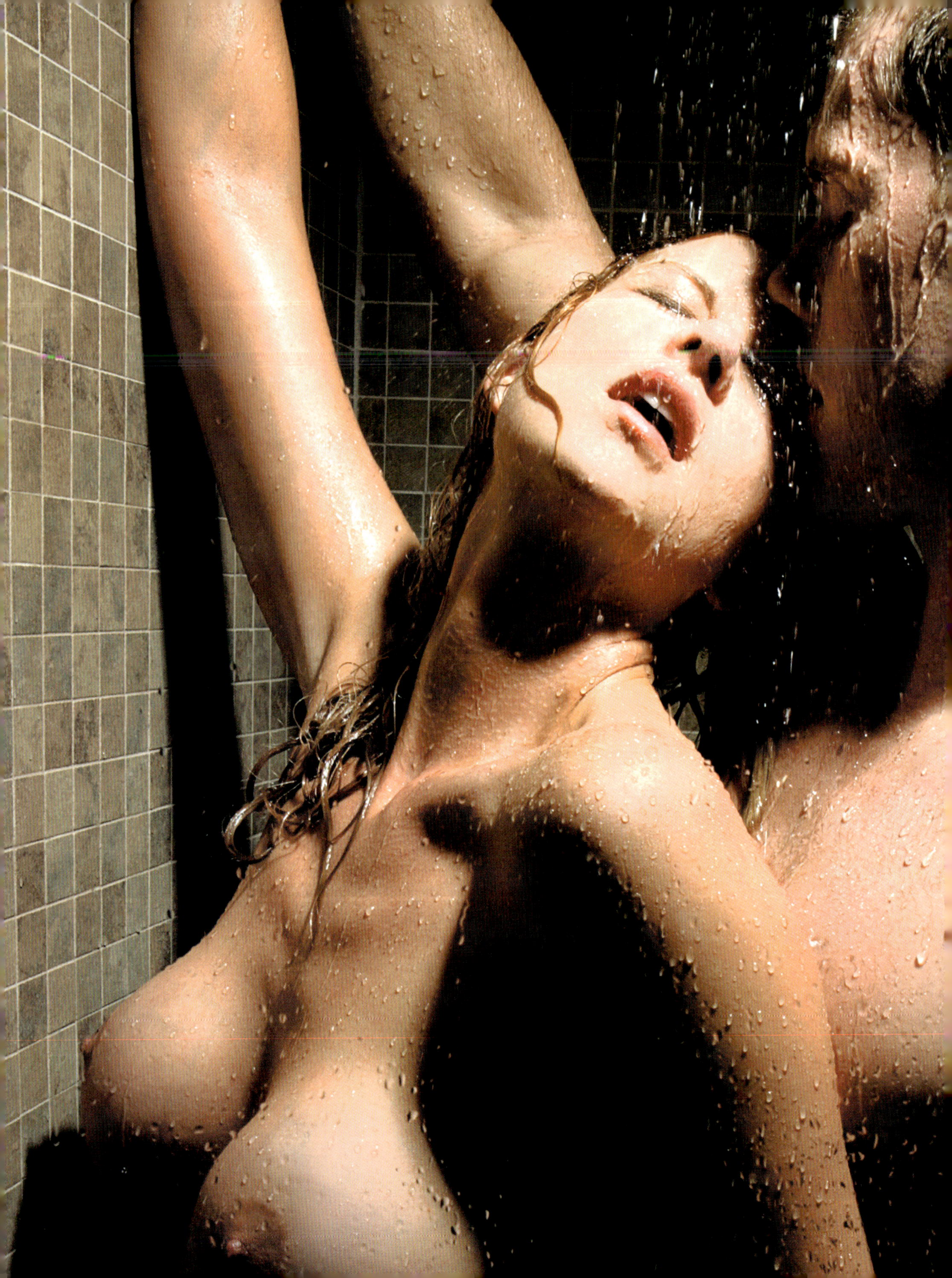

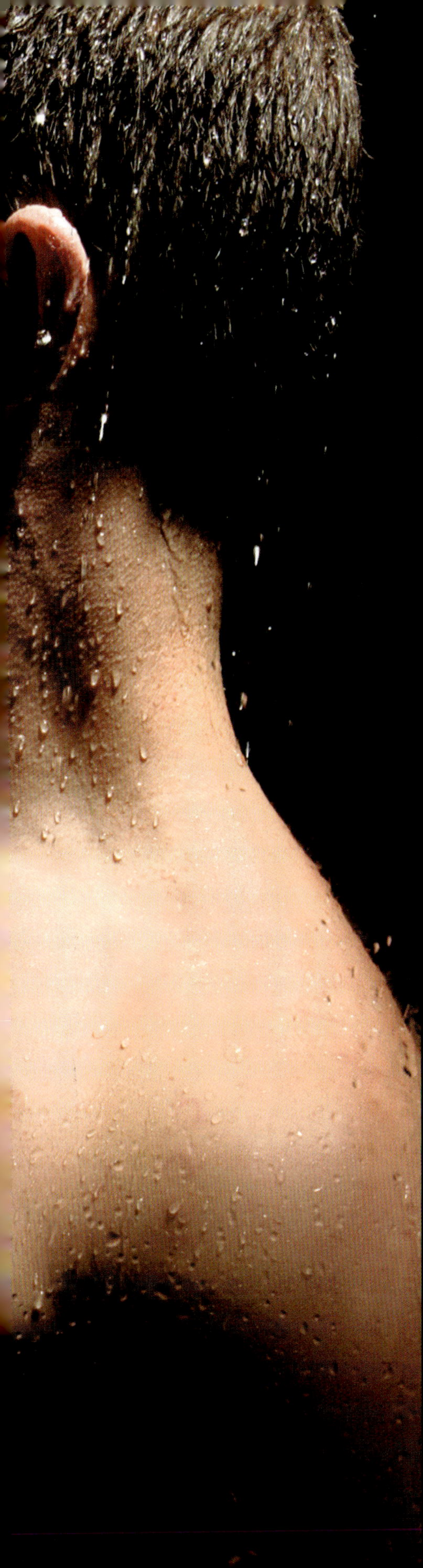

2

Quickie-Aufwärmübungen

Die Baukästen der Lust

Es gibt einen Zeitpunkt und einen Ort für alles im Leben, manchmal dauert es länger, manchmal nicht so lange. Meist schläfst du die ganze Nacht, ab und zu machst du nur ein Nickerchen. Gewöhnlich nimmst du eine volle Mahlzeit zu dir, aber im Stress kommt es vor, dass du stattdessen nur hastig einen doppelten Espresso unterwegs trinkst. Es mag sinnvoller sein, eine volle Mahlzeit zu essen, als zu knausern und sich irgendwo schnell mit Koffein aufzuladen. Wie nahrhaft kann das sein? Das ist auch das Argument gegen Quickies: zu wenig nahrhaft.

Ich bin der Meinung, dass manchmal der Energieschub wichtiger als die Frage der Nahrhaftigkeit ist. Ab und zu mit der Routine zu brechen ist eine gute Sache. Jedoch ständig Quickies zu haben wäre genauso schlecht. Das Schaffen der richtigen Stimmung für das Liebesspiel ist bekanntermaßen die beste Art, das Vergnügen zu steigern, und meist ist das auch wahr. Doch das Paar, das ständig auf die richtige Stimmung wartet, kann wegen diesem „romantischen" Sex sehr viel verpassen. Es schränkt zu sehr ein.

Quickie-Sex hat oft seine ganz eigenen Qualitäten. Innerhalb der Grenzen deiner Beziehung ist er nicht mehr und nicht weniger wertvoll oder trivial als ein von langer Hand vorbereitetes, konventionelles Liebesspiel.

Hier sind einige Situationen, mit denen Quickies beginnen können. Denk dran, sie müssen nicht immer schnell sein (obwohl meine Vorschläge auch abgekürzt werden können), aber sie sind verschieden. Jedes Beispiel bringt Vielseitigkeit und nicht ganz so Konventionelles. Wie beim Würzen von Gerichten gibt es jene, die nur eine Prise brauchen, um etwas zu schmecken, und andere, die eine große Portion Pfeffer brauchen, um auch wirklich was zu spüren.

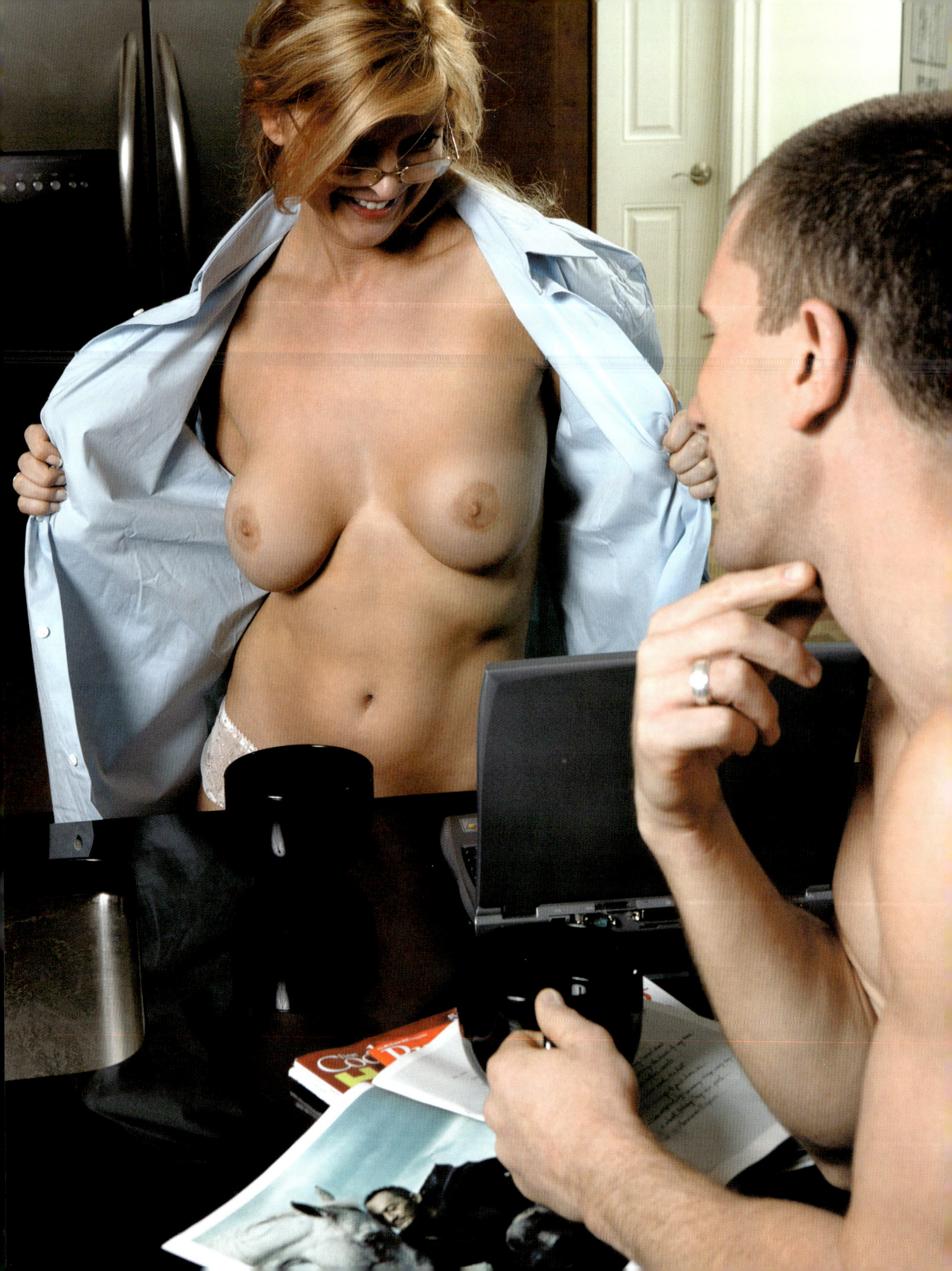

Erweitere deine sexuellen Grenzen

1. **JEDEN MORGEN** solltet ihr euch gegenseitig nur ein paar Minuten streicheln. Es geht nicht um den Orgasmus, sondern um das Verwöhnen, woran ihr dann den ganzen Tag denkt.

2. **TREIBT ES DORT,** wo ihr es für gewöhnlich nicht tut, aber immer noch zu Hause. Versucht einige der folgenden Orte:
   Dusche. Großartig für Oralsex. Das Wasser rinnt über Kopf und Schultern des Partners, der vor einem kniet und einen verwöhnt.
   Wohnzimmer. Ihr könnt Sex im Sitzen haben, auf dem Stuhl, dem Sofa, dem Boden, vielleicht auf dem Kaffeetisch. Ein offener Kamin macht es noch stimungsvoller und Kerzenlicht funktioniert ebenso.
   Küche. Boden, Tisch, wo auch immer. Wenn dein Liebhaber groß gebaut ist, kann er dich stehend nehmen, während du auf der Ablage sitzt.
   Esszimmer. Stühle, Tisch, Boden. Die Verbindung mit Essen kann Sex interessanter machen, besonders wenn der Tisch noch nicht abgeräumt ist.
   Garage. Schon mal Sex auf der Haube eines Autos gehabt? Versichere dich, dass die Haube nicht heiß ist oder ihr eine dieser sensiblen Alarmanlagen habt. Schau dich in der Garage um. Improvisiert.

3. **KOMMT IRGENDWO ZEHN MINUTEN ZU FRÜH.** Bleibt im Auto und macht euch scharf, nur für zehn Minuten.

4. **ÜBERRASCHT EUCH** mit einigen Minuten Oralsex. Abwechselnd.

5. **MACHT EUCH GEGENSEITIG HEISS.** Du bist schon angezogen, ein paar Minuten zu spät dran und laufst gerade aus der Tür. Dein Partner frühstückt noch. Beim Hinausgehen legst du einen kurzen Strip hin. Zeig ihm deine Brüste oder heb deinen Rock in die Höhe, um Bein zu zeigen.

6. **ZIEHT EUCH NICHT AUS.** Erinnere dich an dieses animalische, ursprüngliche Fummeln am Beginn eurer Beziehung. Denk dran, wie scharf du auf seinen Körper warst, sodass ihr euch nicht einmal ausgezogen, sondern nur zur Seite geschoben hattet, was im Weg war. Küsst euch auf dem Sofa (oder im Auto) und ruft euch derartige Gefühle in Erinnerung.

7. **KOMBINIERT ESSEN UND SEX.** Auch Erwachsene spielen manchmal gern mit ihrem Essen. Nehmt euch Essen mit ins Bett und füttert euch gegenseitig. Schmelzt zum Beispiel Schokolade und leckt sie euch gegenseitig von euren Körpern. Schokolade schmeckt nicht nur köstlich, sie beinhaltet auch Phenyl-Ethylamin, einen Stimmungsmacher, der auch geil macht.

8. **BEMALT EURE KÖRPER.** Benutzt wasserlösliche Fingerfarben oder Körperfarben – einige gibt es mit Geschmack – um euch gegenseitig die nackten Körper zu schmücken. Bemalt euch wie Mitglieder primitiver Stämme und liebt euch so, wie ihr glaubt, dass diese Sex haben.

QUICKIE

WAS SICH LIEBT

SEX SOLL VERSPIELT UND LUSTIG SEIN. SICH GEGENSEITIG NECKEN HÄLT IHN LEICHT UND FRISCH.

QUICKIE

SCHOKOLADE-VORSPIEL

SEX UND ESSEN KANN EINE SEHR EROTISCHE SPIELART SEIN. EINEN „MITTERNACHTSSNACK“ MITEINANDER TEILEN KANN SICH ALS ÄUSSERST BEFRIEDIGEND HERAUSSTELLEN.

Vorspiel

ENTDECKE: TELEFONSEX, FESSELN, UND SOFT S/M

Fast alles, was ein Paar vor Routine schützt, macht das Liebesspiel besser. Selbst ein so einfacher Griff wie das Einschalten des Lichts kann eine große Rolle spielen. Hier sind ein paar nicht ganz so gewöhnliche, alternative Formen des Liebesspiels.

Telefonsex

Wenn du in den letzten Jahren nicht mehr in ein Sexmagazin geschaut hast, wirst du überraschter sein über die Seiten an Telefonsex-Nummern als über die Aktbilder. Männer waren schon immer scharf auf Sexgespräche, weil es starke visuelle Bilder schafft. Die Telefonsex-Industrie wurde geschaffen, um ein ignoriertes Bedürfnis zu befriedigen.

Ob nun du oder dein Partner auf Geschäftsreise ist – oder auch nicht – , Telefonsex kann Vorfreude auf die kommende Vereinigung schaffen.

1. **WÄRM DICH AUF,** indem du erotische Nachrichten auf dem Anrufbeantworter hinterlässt – vorausgesetzt natürlich, dass niemand anderer Zugang zu den Nachrichten hat. Fühl dich nicht schuldig dabei. „Brave“ Mädchen wurden nicht erzogen, um so bildhaft über Sex zu sprechen, und genau das macht deine Kommentare so heiß. Auch deine Stimme ist ein Reiz, genauso sehr wie dein Mund, deine Lippen, Zunge, Hände und Geschlechtsorgane.
2. **LERN NEUE WORTE.** Erotische Romane sind voll von Synonymen für Genitalien. Die oft deftigeren Liebesromane sind ebenfalls eine gute Quelle. Vielleicht liest du ja auch *Vox*, Nicholson Bakers Roman über Telefonsex.
3. **ÜBUNG MACHT DIE MEISTERIN.** Wenn dir die Worte nicht leicht über die Lippen gehen, sag sie laut, wenn du alleine bist. Gewöhn dich an das Gefühl. Wie beim Lernen jeder anderen Sprache braucht es auch bei Dirty Talk Übung.
4. **LEIH DIR FILME AUS,** die du erotisch findest – und hör sie dir genau an. Schließ deine Augen, damit du von den Bildern nicht abgelenkt wirst. Du wirst überrascht sein, wie wichtig Worte, Stimme und Ausdruck sind.
5. **LIES EROTIKA UND LIES SIE LAUT.** Eigene Kreativität fällt oft leichter, nachdem man einige Anweisungen gelesen hat. Wähl Romane mit vielen Dialogen.

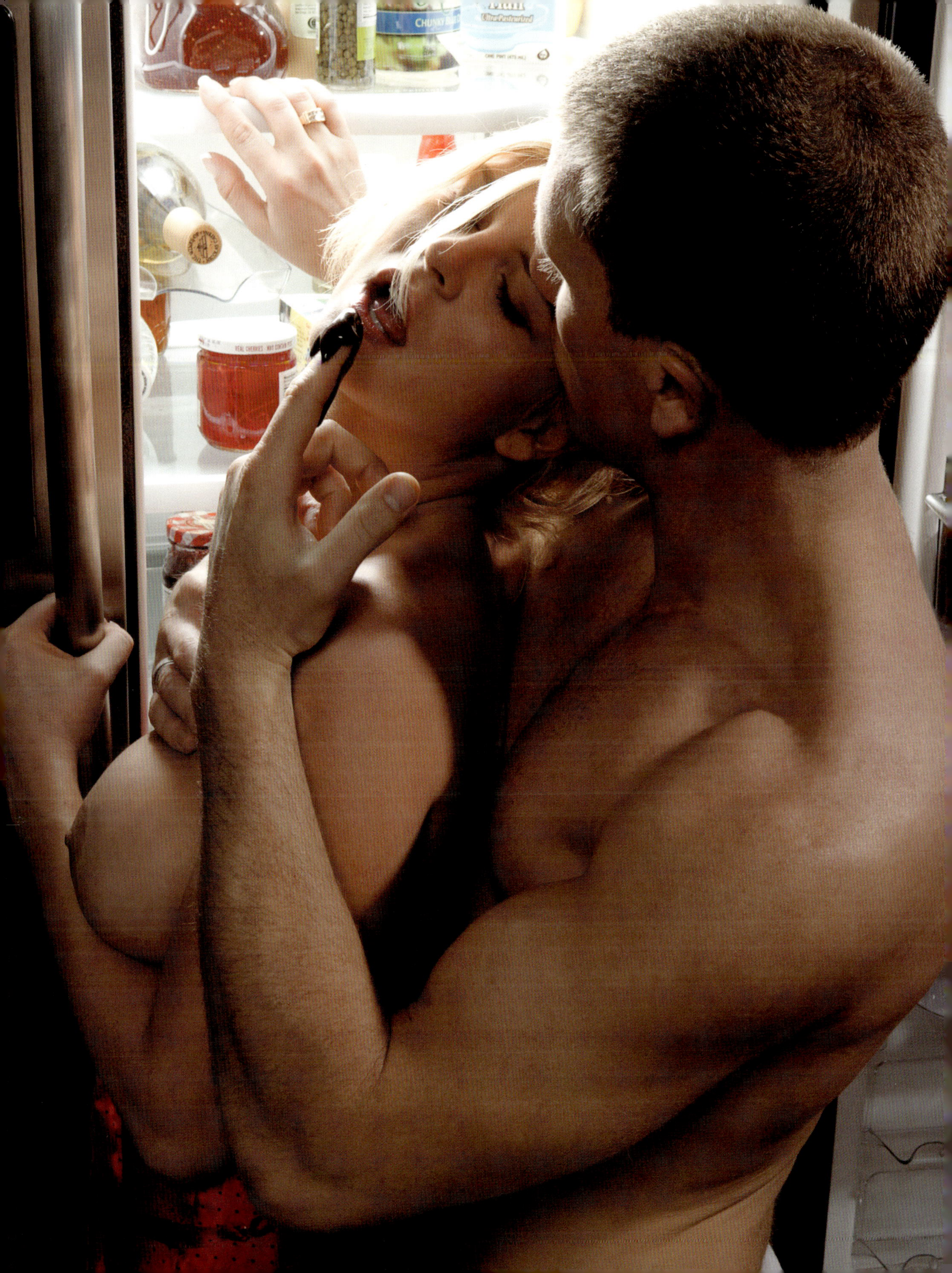

6. **NUN BIST DU BEREIT FÜR TELEFON-SEX.** Wähl ein Szenario, von dem du sicher bist, dass es deinen Partner anmacht. Telefonsex-Anbieter sagen, dass Analsex, Oralsex und weibliche Dominanz bei ihren Anrufen am beliebtesten sind. Denk daran, genau zu sein. Die Lust am Telefonsex liegt in den Details.
7. **VERGISS SOUND-EFFEKTE NICHT.** Heftiges Atmen und sanftes Stöhnen fügen der Erfahrung realistische Ähnlichkeit zu.
8. **WENN DU DICH AN DAS SPIEL GEWÖHNT HAST,** schaff dir Szenarien aus deinen heimlichen Fantasien. Telefonsex ist die beste Möglichkeit, die Schlampe in dir herauszulassen.
9. **WENN DU DICH WIRKLICH WOHL FÜHLST,** kannst du auch während dem Telefonsex masturbieren – vielleicht auch nicht, wenn du auf ihn warten willst, bis er zu Hause ist.

Fesseln

Fesseln ist eine erotische Hemmung, die sinnliche Erfahrung von sicherer Gefangenschaft. Softes Fesseln oder „bind mich an und mach mich geil" gehört zu üblichen Spielarten. Ein Partner bindet den anderen sanft an den Handgelenken und manchmal auch Knöcheln an die Bettpfosten. Der angebundene Partner ist dadurch „hilflos" und muss sich den Begierden des anderen hingeben. Sinn und Zweck ist es, die Befriedigung hinauszuzögern. Der kontrollierende Partner verwöhnt den anderen bis knapp vor den Orgasmus, nimmt sich zurück und fährt dann wieder fort.

Wie geht man vor:

> Verwende Seidentücher, Krawatten oder Klettbänder (die man in einem Sexkatalog oder einem Shop erhält), fessle damit locker die Handgelenke und/oder Knöchel des Partners. Wenn er sich wohl fühlt, dann verwendet auch eine Augenbinde.

> Gib Acht, dass ihm die Fesseln nicht das Blut absperren.

> Küss ihn, streichle ihn, verwöhn seinen Körper, ohne sein Geschlecht zu berühren.

> Mach ihn mit deinem Mund und deinen Händen heiß.

> Hör plötzlich auf mit dem Verwöhnen der Genitalien.

> Küss ihn wieder, streichle ihn, verwöhn seinen Körper, ohne sein Geschlecht zu berühren.

> Spiel dieses Spiel, bis dein Partner um einen Orgasmus bettelt.

> Vergiss nicht, dass auch sanftes Fesseln zu Muskelkrämpfen führen kann. Übertreib es nicht, damit dein Partner nicht um eine Massage statt um einen Orgasmus bettelt.

QUICKIE

SANFTES FESSELN

SANFTES FESSELN KANN GELEGENTLICHE WÜRZE GEGEN ROUTINE IN EUREM SEXLEBEN SEIN.

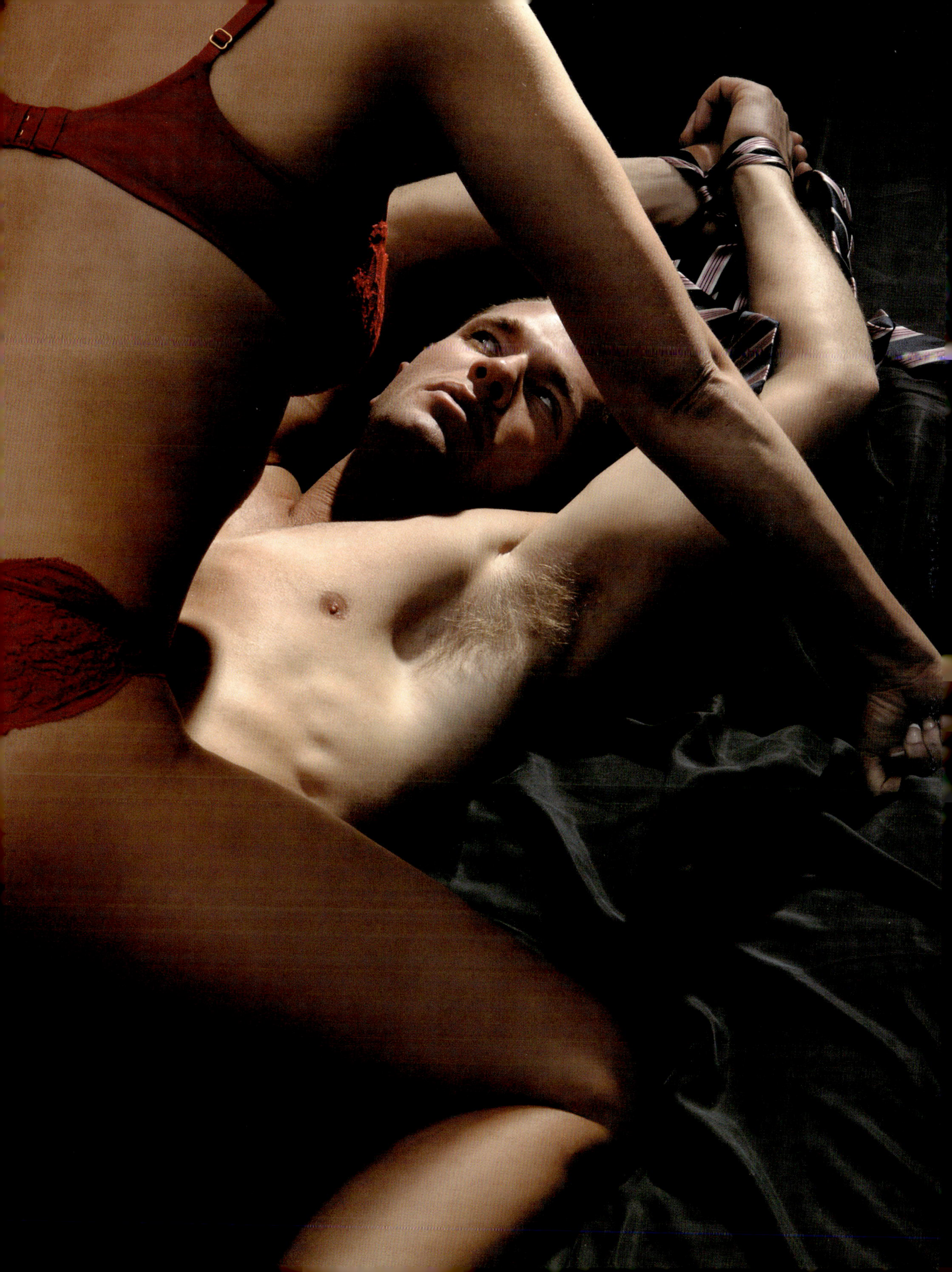

Soft S/M

S/M(Sadomasochismus)-Spiele sind vielmehr Theater als echter Schmerz, erotische Machtspiele zweier einwilligender Partner. Sie beinhalten Kostüme und Spielsachen und fast immer Rollenspiele. Einer spielt den Dominanten, der andere den Unterwürfigen. Der Dominante kontrolliert das Spiel und fügt sanfte körperlichen Schmerzen oder verbale Demütigungen hinzu, um den Unterwürfigen sexuelle Handlungen zu befehlen. Das Spiel darf aber nur soweit gehen, wie es dem Unterwürfigen auch Spaß macht. Das Wort Sadomasochismus stammt vom Begriff „Sadist", einer, der es genießt, anderen Schmerzen oder Demütigungen zuzufügen, und „Masochist", einer, der es genießt, wenn ihm wehgetan oder er gedemütigt wird. Nur einige sehr wenige übertreiben dieses Verhalten bis zum Extrem. Für sie hat das Austauschen von Schmerzen die sexuelle Handlung nahezu völlig ersetzt. Für sie ist S/M ein Lebensstil. Die große Mehrheit aber, die sich in S/M versucht, verwendet es als gelegentliche Art des erotischen Spiels, um die Routine zu durchbrechen und die Lust zu intensivieren. Sie sind „Wechselspieler", einmal der Dominante, einmal der Unterwürfige.

Hier ein paar Regeln:

> Unterschätz die Bedeutung von Kostümen und Spielsachen nicht. Gewisse thematische Vorgaben, was die Kleidung betrifft, den Stoff oder andere Materialien sowie spezielle Ausrüstungen haben S/M-Bedeutungen. In einem Sex-Shop oder Katalog findest du Ideen. Meist beinhalten diese Spielsachen Leder oder Gummisachen, alles in Schwarz, Bustiers, Korsetts, Strumpfbandhalter, Strümpfe, hohe Stöckelschuhe, Stiefel, Masken, Nippel-klammern oder Werkzeuge zum Dehnen.

> Arbeite mit einer Vorlage. Du musst nicht die Dialoge niederschreiben, aber es hilft, wenn man ein Thema hat, das man zuvor ausgearbeitet hat. Sprich mit deinem Partner, was genau du gern hättest.

> Setzt euch Grenzen. Ein Gürtel mit Samtaufsatz kann wie auch Worte wehtun. Seit euch im Klaren darüber, wie weit ihr gehen könnt, verbal und körperlich.

> Verwendet ein Sicherheitswort. Der Unterwürfige muss die Möglichkeit haben, das Spiel jederzeit mit einem Wort zu beenden. Verwendet nicht „Nein." Das ist zu irritierend.

> Denkt immer daran, dass ihr in eurer Fantasie euch vielleicht einem rauen Spiel hingebt, das in der Wirklichkeit nicht sonderlich reizvoll wäre. Alles kann, nichts muss.

> Versichert euch, dass euer Partner wirklich erregt ist, wenn ihr ihm sanfte Schmerzen zufügt und versichert euch, dass er es die ganze Zeit ist.

> Wechselt beim nächsten Mal die Rollen.

erotisch

SECHS TIPPS FÜR DEN EINSTIEG

Die Routine zu durchbrechen kann also so einfach sein wie das Einschalten des Lichts oder das Fummeln im Auto oder auch etwas Komplexeres wie das kurz angedeutete S/M oder Fesselspiele.
Um die Lust am Leben zu erhalten, beachte in jedem Fall folgende Vorschläge:

1. **KLEIDUNG NACH ANLASS.** Schlüpf in etwas mit Spitzen. Laut einer Studie übersehen Männer, die sich am Anblick feiner Spitzenunterwäsche erfreuen, selbst Brillen oder Glatzen ihrer Frauen (naja, nicht ganz).

2. **ETWAS FÜRS AUGE.** Gib ein Nacktbild deines Mannes oder von euch beiden in kompromitierender Stellung in deine Geldtasche. Schau es dir während einer Vorstandssitzung an, während einem Telefonat oder wann auch immer es gerade nicht passt. Dadurch fühlst du dich den ganzen Tag über lüstern und schmutzig geil.

3. **VERWENDET EINEN HELFER.** Nichts ist besser als euer ganz persönlicher Luststab, um die Dinge zu beschleunigen. Nicht sicher welchen? Schaut in meiner Liste von Empfehlungen für die Besten der Besten. Das wird euch dabei helfen, niemals wirklich alleine zu sein, wenn ihr es gerade braucht.

4. **HABT SEX AN RISIKOFREIEN ÖFFENTLICHEN ORTEN.**
   Eine Frau, mit der ich gesprochen habe, erzählte mir von einem wirklich tollen Erlebnis: Bevor sie ausgingen, gab sie ihrem Freund eine kleine schwarze Plastikdose, etwa in der Größe einer Kaugummipackung. Dann verließen sie das Haus. Die kleine Dose beinhaltet Batterien und verfügt über einen Knopf, den ihr Freund drückt, wann immer ihm danach ist.

   So funktioniert es: Stell dir einen Stringtanga vor. Das typische elastische Riemenhöschen, das man sich in großer Anzahl am Strand der Französischen Riviera vorstellt. Nur dass sich dort, wo normalerweise ein kleines Dreieck Stoff wäre, ein flaches Stück lila Plastik in der Form eines Schmetterlings befindet. Es ist nur ein paar Millimeter dick und noch weniger breit und hat ein kleines Plastikteil, das sich vor- und zurück bewegt und nur ein wenig mehr als einen Zentimeter hervorragt.

   Innerhalb dieses Plastikschmetterlings befinden sich ein winziger elektrischer Motor und ein Empfänger. Die kleine Dose in der Hand des Mannes wirkt wie eine kleine Fernbedienung. Durch Knopfdruck kann er dafür sorgen, dass der Schmetterling vibriert.

   Es ist nicht so ruhig, dass man es in einer Besprechung verwenden könnte, aber es ist ruhig genug, um damit in einer Bar, in einem Kino, im Theater oder auf einer Party Spaß zu haben.

5. **TRAG IMMER EINE QUICKIE-TASCHE BEI DIR.** Dort hast du Kondome und jegliches sonstiges Zubehör (Seidenschal, Handschellen etc.), Gleitgel und dein liebstes Sexspielzeug, damit deine frechen Momente nicht an technischen Bedingungen scheitern. Nebenbei macht oft allein der Gedanke, dass du alles bei dir hast, Lust auf mehr.

6. **SIGNALE, SIGNALE.** Ihr sitzt in einem Restaurant, du wirfst ihm einen lüsternen Blick zu, den er sofort begreift, dann stehst du auf und marschierst Richtung Toilette. Er steht auf und folgt dir, wobei er genau weiß, was du jetzt willst – ihr habt nämlich eure eigenen Quickie-Signale entwickelt, die im richtigen Moment richtig gedeutet werden können: **„Du, ich, hier, jetzt!"**

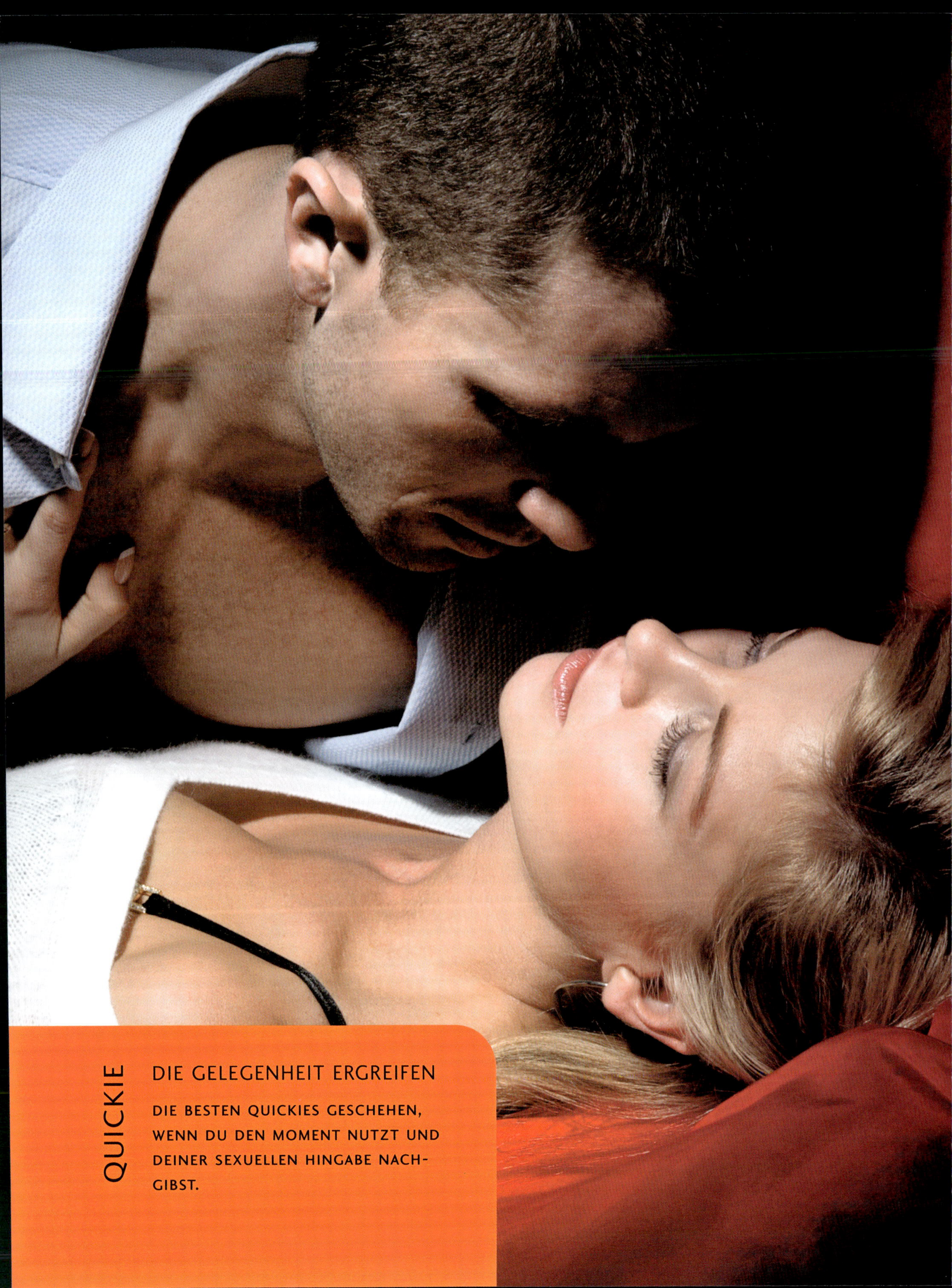

QUICKIE

DIE GELEGENHEIT ERGREIFEN

DIE BESTEN QUICKIES GESCHEHEN, WENN DU DEN MOMENT NUTZT UND DEINER SEXUELLEN HINGABE NACHGIBST.

QUICKIE
WOCHENENDAUSFLUG

Ihr haltet bei einem Italiener. Während er bestellt, entschuldigst du dich, gehst zur Toilette, wo du dein Höschen ausziehst und in deine Tasche gibst.

Der Kellner nimmt gerade eure Bestellung auf, als ein Pianist zu spielen beginnt und ein paar Gäste die Tanzfläche betreten. Du steigst aus einem Schuh und reibst zärtlich mit deinem Fuß am Bein deines Partners. Er ist zuerst überrascht, dann greift er unter dem Tisch nach deinem Knie. Du stöhnst leise, damit er weiß, wie sehr du es genießt. Seine Hand bewegt sich über deinen Schenkel hinauf. Er keucht, als er die warme Feuchtigkeit zwischen deinen Beinen spürt.

Bevor er dich mit seinen Fingern dabei so lange massiert, dass du vor Lust schreien möchtest, schiebst du ihn sanft von dir und ziehst ihn auf die Tanzfläche. Er drückt dich so nah an sich, dass du spürst, wie seine Erregung hart gegen dein Bein drückt. „Ich will dafür sorgen, dass es dir kommt", flüstert er.

Ihr lasst euch das Essen einpacken, es sei was dazwischen gekommen, ihr müsstet jetzt gehen. Er wirft den Motor an, ihr kommt kurz darauf in eurer Hütte an, lacht und lauft hinein. Als du gerade dabei bist, dir die Kleider vom Leib zu reißen, fragt er dich – fast schuldbewusst: „Würdest du für mich strippen?"

Du schaltest den Radio an und suchst einen Oldie-Sender. Das Seufzen eines Alt-Saxophones ist alles, was du brauchst. Du drehst dich zu ihm, damit er alles von dir sehen kann. Du wirbelst herum und dein Seidenrock hebt sich im selben Rhythmus in die Höhe, zeigt ein wenig Fleisch, bevor er sich wieder senkt. Du öffnest seinen Krawattenknoten, danach lockerst du deine Bluse und zeigst einiges von deinem Dekolletee. Er ist offensichtlich ungeduldig und greift in seine Reisetasche. Du hörst ein mechanisches Surren, als er auf dich zutritt und etwas hinter seinem Rücken versteckt.

„Was tust du?", fragst du ihn, aber er schiebt wortlos den Vibrator unter deinen Rock und als du ihn spürst, wirst du beinahe ohnmächtig. Du klammerst dich an ihn, während er das gute Stück die Vorderseite deines Körpers entlang nach oben führt, wo es deine Brustwarzen umkreist. Diese stehen sofort stramm, man sieht sie durch den dünnen Seidenstoff. Du nimmst ihm das Spielzeug weg, drückst es nach unten direkt an seine Unterhosen. Er drückt dich an sich, sodass ihr beide den Vibrator spürt.

Ihr seid noch immer teilweise bekleidet, könnt aber nicht mehr länger warten. Der Mond steht nun hoch und die Rufe einer Eule erinnern euch daran, wie spät es ist. Doch das ist eure Zeit miteinander und nichts wird euch aufhalten. Ihr zerrt an den noch verbliebenen Klamotten, die ihr anhabt, und er schiebt dich hinaus auf den kleinen Steg, der die Hütte mit dem See verbindet. Sind da noch andere Menschen, die euch sehen könnten? Es kommt euch zumindest in den Sinn und beim Gedanken daran müsst ihr frech grinsen. Umschlungen und umgeben von sanften Wellen, leckt er deine Brüste und arbeitet sich nach unten zwischen deine Beine. Sein Mund ist wie ein hungriges Tier. „Das ist so gut", stöhnst du, seine Zunge tanzt, streichelt dich, bis du nicht mehr kannst und heftig kommst. Als du sagst: „Mehr", tut er sofort, wie ihm geheißen.

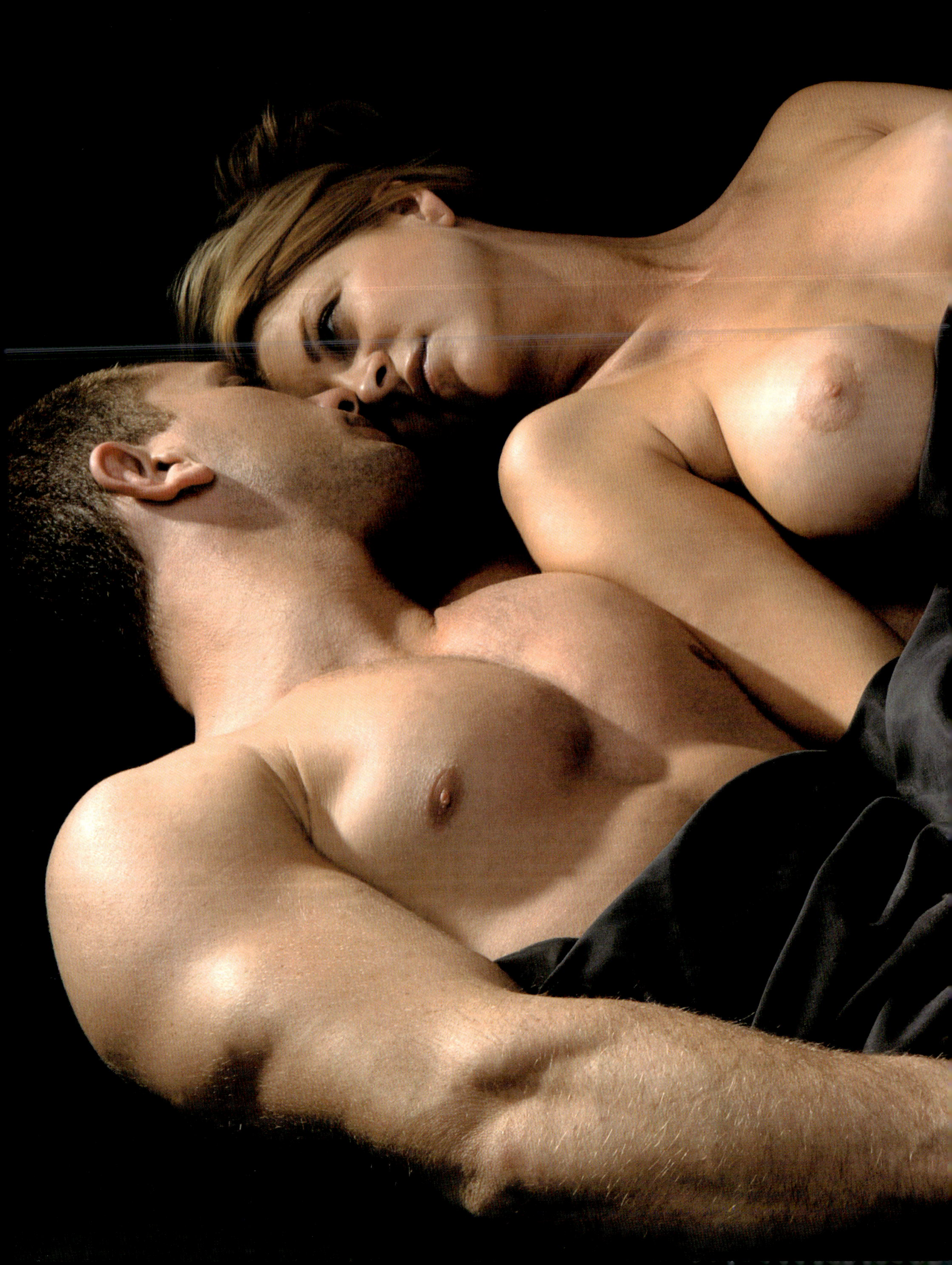

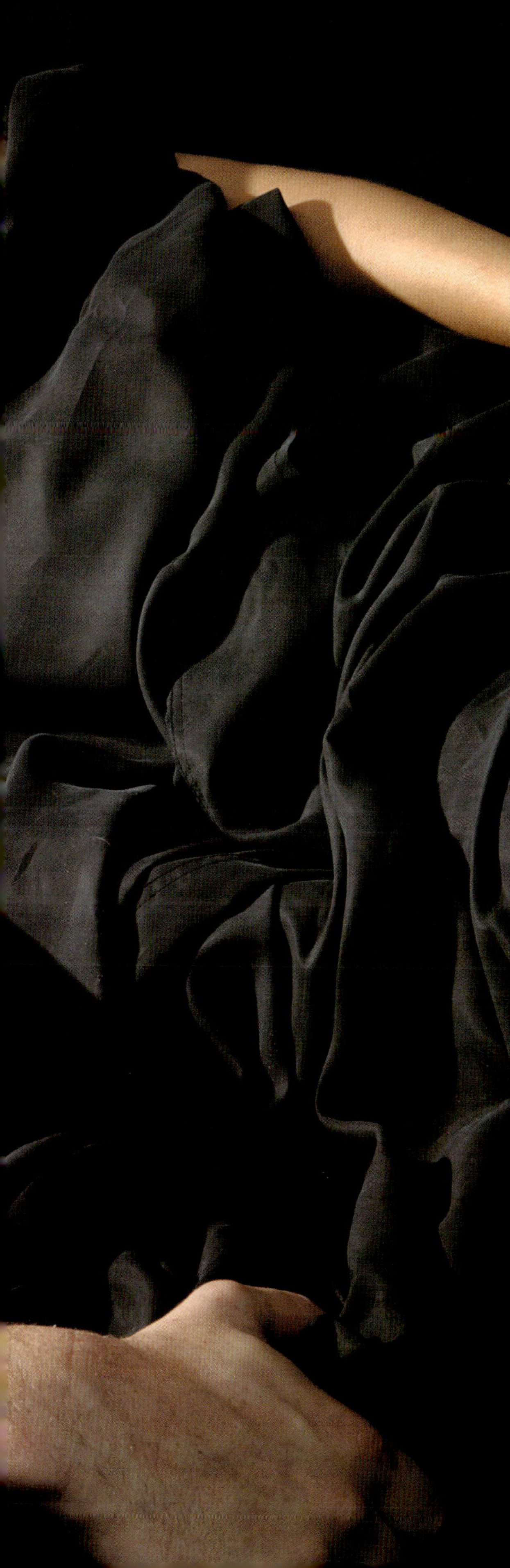

3

Weg von der Routine

Grundlagen

Wann ist es also passend, einen Quickie zu haben? Wann immer ihr die Möglichkeit habt – solange ihr vernünftig (wenn auch gewagt) vorgeht. Das Wichtigste an einem Quickie ist eine Möglichkeit zu nutzen oder sie zu schaffen.

Warum nur Orangensaft am Morgen? Nach einem Quickie am Morgen wird euch auffallen, dass ihr lockerer durch den Tag geht. Das Geschirr kann warten. Verspäte dich zur Arbeit. Sei nur nicht jeden Tag zu spät, außer der Mann, der sich am Morgen an dich kuschelt, ist der, der deinen Gehaltscheck unterschreibt. Es gibt immer ein „später", zu Hause. Doch Sex in deiner Wohnung, NICHT im Bett, ist nur eine Vorspeise, die deine Lust erst richtig wecken soll. Wie wir gesehen haben, gibt es ungewöhnliche Möglichkeiten, wie etwa Telefonsex, Fesselspiele, Soft S/M und Ähnliches.

Du willst also noch mehr? Du gehörst also in den Kurs für Fortgeschrittene: die wilde und außergewöhnliche Lust am Verbotenen und Unerwarteten. Willkommen in der Welt des Outdoor-Orgasmus, Quickie-Grenzgangs, erfinderischen Vorspiels und der ungewöhnlichen Pfade zu fleischlichen Genüssen.

Zieh dich passend an. Dein Mann glaubt, du wärst nur Romantikerin. Daran ist auch nichts Schlechtes. Aber nur, weil du im Grunde eine Romantikerin bist, heißt das nicht, dass du nicht auch ein böses Mädchen sein kannst.

Wie soll er wissen, dass du in Stimmung bist? Er wird darauf achten, was du trägst. Wenn du ein knappes Top und hochhackige Schuhen trägst, einen flatternden Rock, der sich leicht heben lässt, wird er die richtigen Schlüsse ziehen und wissen, dass du Sex im Sinn hast.

Fragen wir Paula, 31: „Wenn ich in Stimmung für etwas Wildes und scharf bin, dann ziehe ich mich auch so an", sagt sie. „Ich bin sehr zweideutig. Ich flirte mit meinen Augen und stelle mich zur Schau. Keine Chance, dass ihm das nicht auffällt. Dazu müsste er dumm und blind sein, und dann wäre er nicht mein Typ."

Ganz offensichtlich willst du ihn mit jeder Pore deines Körpers dazu bringen, dass auch er zu einem bösen Jungen wird. Fang also an, ihn zu verwöhnen, wann immer es geht. Streichle ihm unter dem Tisch verspielt über die Knie, öffne im Taxi einen Knopf seines Hemdes und fahr mit deiner Hand über seine Brust oder umarme ihn von hinten.

Wenn ihr alleine seid, dann mach Dinge, die du noch nie getan hast – ob du nun eine Augenbinde hervorziehst oder deine Hand an ihm nach unten fährt, nicht ganz, nur um ihm anzudeuten, dass es gleich etwas Wildes geben wird. Die Schlampe in dir ist ungeduldig, aber noch ist es zu früh.

Fürs Erste geht es nur darum, die Spannung aufzubauen. Jede Bewegung ist schnell und schmutzig, nichts von dem, was du tust, braucht viel Zeit. Es geht nur darum, wie du deine Zeit nutzt. Es geht nur darum, frech zu sein und das Unerwartete zu tun, so lange, bis er (und du!) glaubt, ein lustgetriebenes Tier ohne Kontrolle zu sein.

Locations, Locations

Frag eine Grundstücksmaklerin um ihren wichtigsten Rat beim Grundstückskauf und du wirst fast immer hören: Die Umgebung zählt. Das Gleiche kann auch für Sex gelten. Klar, es gibt das gute alte Bett. Es gibt auch noch andere kreativere Möglichkeiten in der eigenen Wohnung. Aber man kann auch aufstehen und die Wohnung verlassen.

Wohin soll man gehen? Das liegt an dir und deinem Partner. Es hängt von eurer Vorstellungskraft und eurer Risikofreude ab. Mein Ratschlag: Lehnt euch nicht zu weit hinaus, außer ihr könnt euch eine Kaution und Peinlichkeiten leisten.

Hier nun eine Liste von Orten, vom feineren zum richtig spannenden, und einige Reaktionen von Frauen, die es dort taten.

Im Kino

Wie bei allen Unterhaltungen packt dich oft die Handlung und manchmal packst du ihn für eure eigene Handlung. Das tat auch diese 29-jährige Frau eines verregneten Nachmittages.

„Als Teenager arbeitete ich einige Monate lang in einem Kino. Nachdem ich jeden Film einige Male gesehen hatte, wurde mir schnell langweilig und meine Gedanken schweiften ab. Häufig waren diese Gedanken sexueller Natur, vor allem wenn es erotische Szenen in dem Film gab. Eines Nachts sah ich mit meinem Freund, mit dem ich schon drei Jahre zusammen war, diesen unglaublich langweiligen Film. Eine Lektion meiner Arbeit im Kino war, dass die Leute selten nach hinten sahen – das nutzte ich aus. Ich sank zwischen den Reihen zu Boden und verwöhnte ihn richtig lustvoll mit meinem Mund. Daraufhin rutschte auch er zu Boden und besorgte es mir. Wir sahen ein wenig mehr von dem Film und plötzlich rollte er sich auf mich, legte den Mantel über uns und drang in mich ein, während ich versuchte vorzugeben, noch immer auf die Leinwand zu schauen. Ich würde mal sagen, dass diese Erfahrung zum Besten meines Sexlebens gehört. Wann immer ich daran denke, muss ich lächeln. Welcher Film? Irgendwie kann ich mich nicht mehr daran erinnern."

Unter der Dusche

Quickies unter der Dusche sind sehr beliebt, da man privat ist und auch heißes Wasser sparen kann! Sie funktionieren am besten überraschend. Eine 38-jährige geschiedene Frau erzählt: „Als ich mich kürzlich nach einem Schaumbad abtrocknete, kam mein Freund grinsend ins Bad. Er entfernte das Handtuch von meinem Körper und küsste meinen Nacken. Seine Küsse wanderten nach unten zu meinen Brustwarzen, während seine Hand sich zwischen meine Beine bewegte. Er begann meine Klitoris zu massieren, während er mich auf die Lippen und Brustwarzen küsste – ich bekam einen wilden Orgasmus. Wann immer ich dran denke, werde ich heiß."

Im Hinterhof

Ja, der befindet sich zwar in deiner üblichen Umgebung, aber das Übliche kann dennoch provokant sein, besonders wenn die Privatsphäre nicht garantiert ist. Hören wir, was Lisa, 41, die über ihre Erfahrung erzählt.

„Eines Nachts in diesem Sommer waren wir im Mondlicht draußen. Wir hatten beide ein paar Gläser Wein getrunken und ich fühlte, wie ich scharf war. Mein Mann muss meine Gedanken gelesen haben, denn er begann sich auszuziehen. Ich warnte ihn, dass ihn die Nachbarn sehen könnten, aber er lächelte nur und fuhr fort. Als ich ihn nackt im Freien sah, wurde ich noch feuchter. Er brachte mich dazu, mein Shirt und meinen BH auszuziehen. Er versuchte mich davon zu überzeugen auch meine Shorts und mein Höschen auszuziehen, aber ich weigerte mich noch. Ich saß auf ihm, mit dem Rücken zu seinem Gesicht und konnte seine Erregung spüren, was mich noch geiler werden ließ. Ich war hin- und hergerissen, einerseits dachte ich an die potenzielle Peinlichkeit, wenn uns jemand sehen würde, andererseits machte mich genau diese Vorstellung scharf!

Endlich gab ich nach und stieg aus meinen Shorts. Ich trug nur noch einen String und fühlte seinen Penis an meinen Schamlippen. Ich saß auf ihm schaute ihm ins Gesicht. Diese Stellung war

Eine Lektion meiner Arbeit im Kino war, dass die Leute selten nach hinten sahen – das nutzte ich aus. Ich sank zwischen den Reihen zu Boden und verwöhnte ihn richtig lustvoll mit meinem Mund.

mir neu. Er wollte lustvoll in mich eindringen und es war sehr verführerisch, doch ich wollte zur Tür und flüsterte ‚Lass uns hineingehen.' Er ließ sich aber nicht überzeugen und ich wurde immer geiler. Ich machte mit. Ich schob meinen String zur Seite und er fuhr ganz in mich hinein. Er fühlte sich in dieser Stellung unglaublich gut an. Zu diesem Zeitpunkt waren alle Zweifel verflogen. Wir trieben es so wild, dass ich fast auf den Boden fiel. Ich hatte meinen bislang intensivsten Orgasmus. Und am nächsten Tag rief meine Nachbarin an und bedankte sich dafür, dass wir zur Inspiration für den besten Sex wurden, den sie je hatten. Jawohl!"

Am Strand

Klar, es sich selbst unter dem Handtuch zu besorgen, ist ein Leichtes. Bevor aber der Sand in die Ritzen der Vulva gerät und Irritationen verursacht, solltet ihr lieber in Erwägung ziehen, ins Wasser zu springen. Wenn ihr im Wasser eure eigenen Wellen macht, kann das super-aufregend

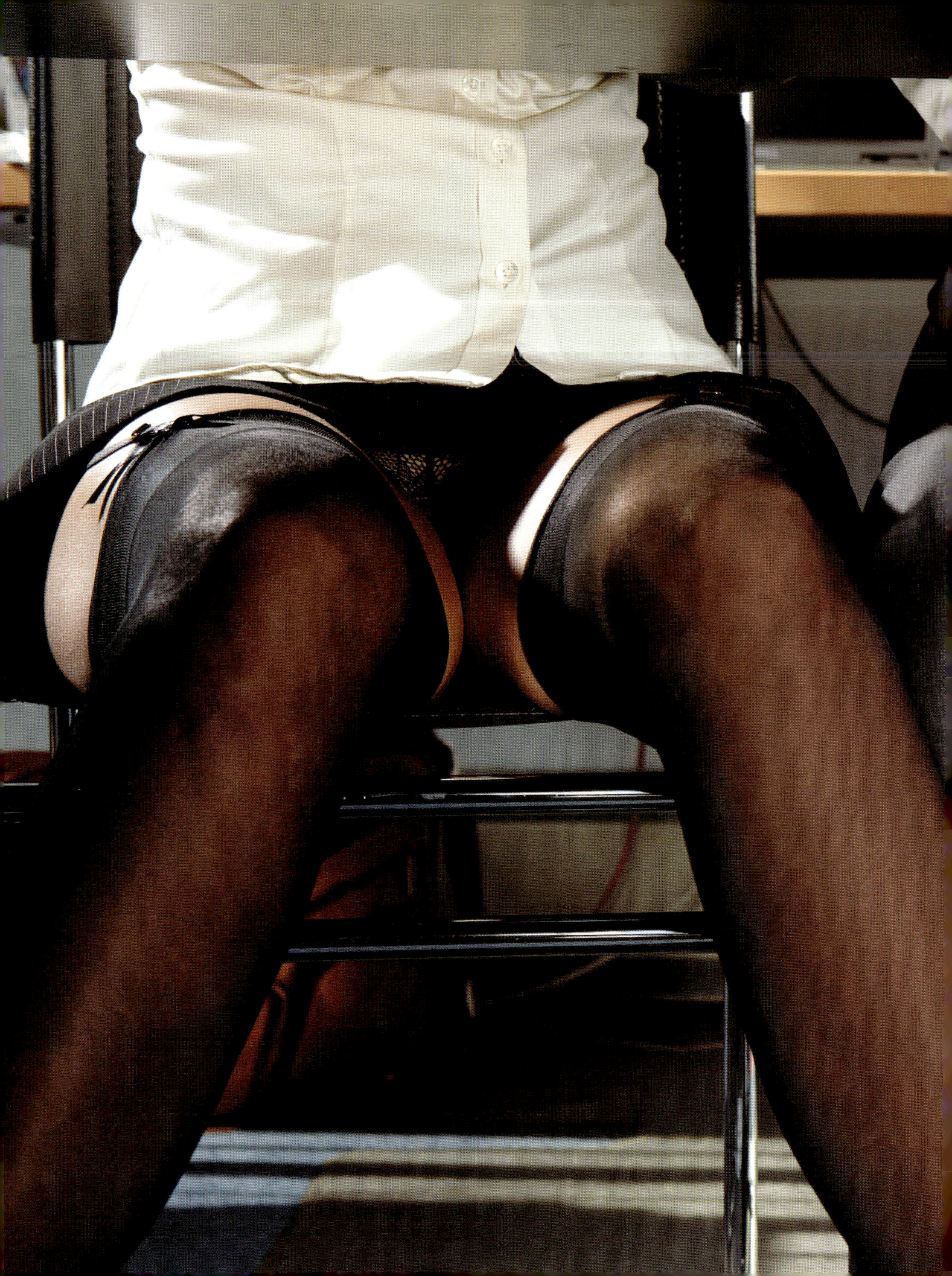

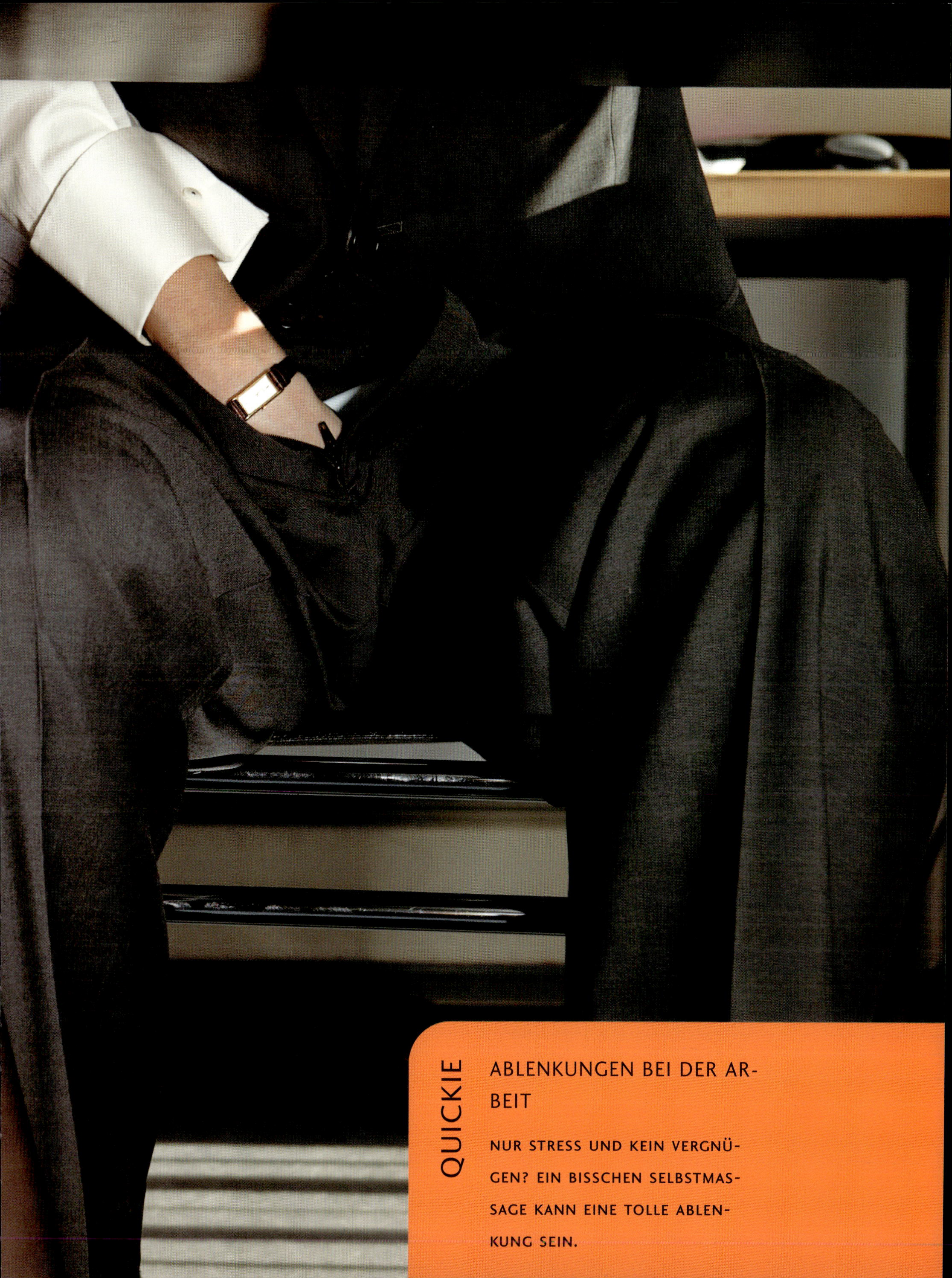

QUICKIE

ABLENKUNGEN BEI DER ARBEIT

NUR STRESS UND KEIN VERGNÜGEN? EIN BISSCHEN SELBSTMASSAGE KANN EINE TOLLE ABLENKUNG SEIN.

SEX IM AUTO

EIN QUICKIE IM AUTO KANN EINE EXPLOSIVE ERFAHRUNG SEIN. MAN SOLLTE IHN ABER WÄHREND DER FAHRT VERMEIDEN.

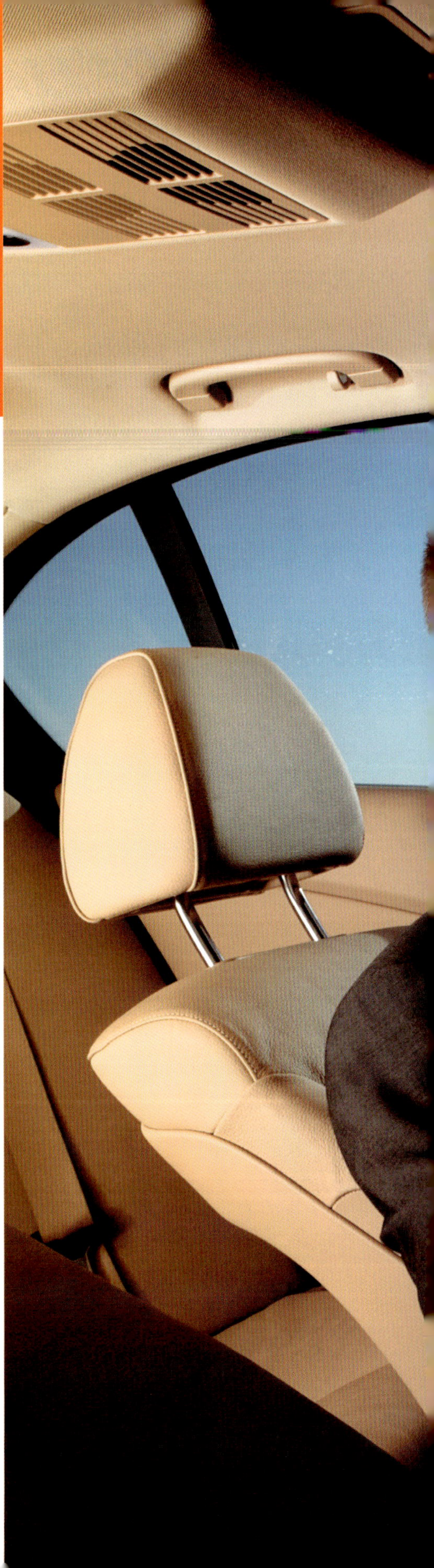

sein, aber das Wasser sollte halbwegs warm sein, damit seine Erektion auch hält.

Eine Wasserexpertin, Anfang 40, die die Geheimnisse des warmen Wassers kennt, erzählte mir:

„Wir haben es einige Male am Strand getan, mit vielen Menschen um uns herum. Dabei gehen wir gemeinsam ins Wasser, und zwar soweit, bis das Wasser ein Stück über unseren Hüften ist. Dann fingert mein Mann seinen Penis aus der Schwimmhose und kurz darauf steig ich aus meinem Bikini-Unterteil und gebe es ihm, damit er es in seiner Schwimmhose einhängen kann. Danach umschlinge ich seinen Unterleib mit meinen Beinen, er nimmt mich und wir tun es. Für die meisten, die uns zusehen, schauen wir aus, als würden wir uns nur küssen. Wir brauchen nur daran zu denken, und schon werden wir heiß.

Im Auto

Erinnert euch, wenn ihr euch auf dem Auto hingeben wollt, versichert euch, dass der Alarm nicht abgeht und die Haube kühl ist. Im Auto drinnen ist es wichtig, beim Liebesspiel nicht ungewollt auf die Hupe zu drücken – außer ihr wollt von irgendwem mit der Handy-Kamera fotografiert werden.

Obwohl es viel Gutes über den Porsche zu erzählen gibt, ist er kein lustförderndes Gefährt. Euer Auto ist hoffentlich größer. Wenn ihr einen Kombi oder Van fährt, gibt es kein Problem für euch.

Eine Frau, die mir ihr Alter nicht sagen wollte (sie sah großartig aus, aber ich werde sie nicht schätzen, für den Fall, dass sie diese Zeilen liest), erzählte mir eine erotische Geschichte – mit ihr selbst in der Hauptrolle.

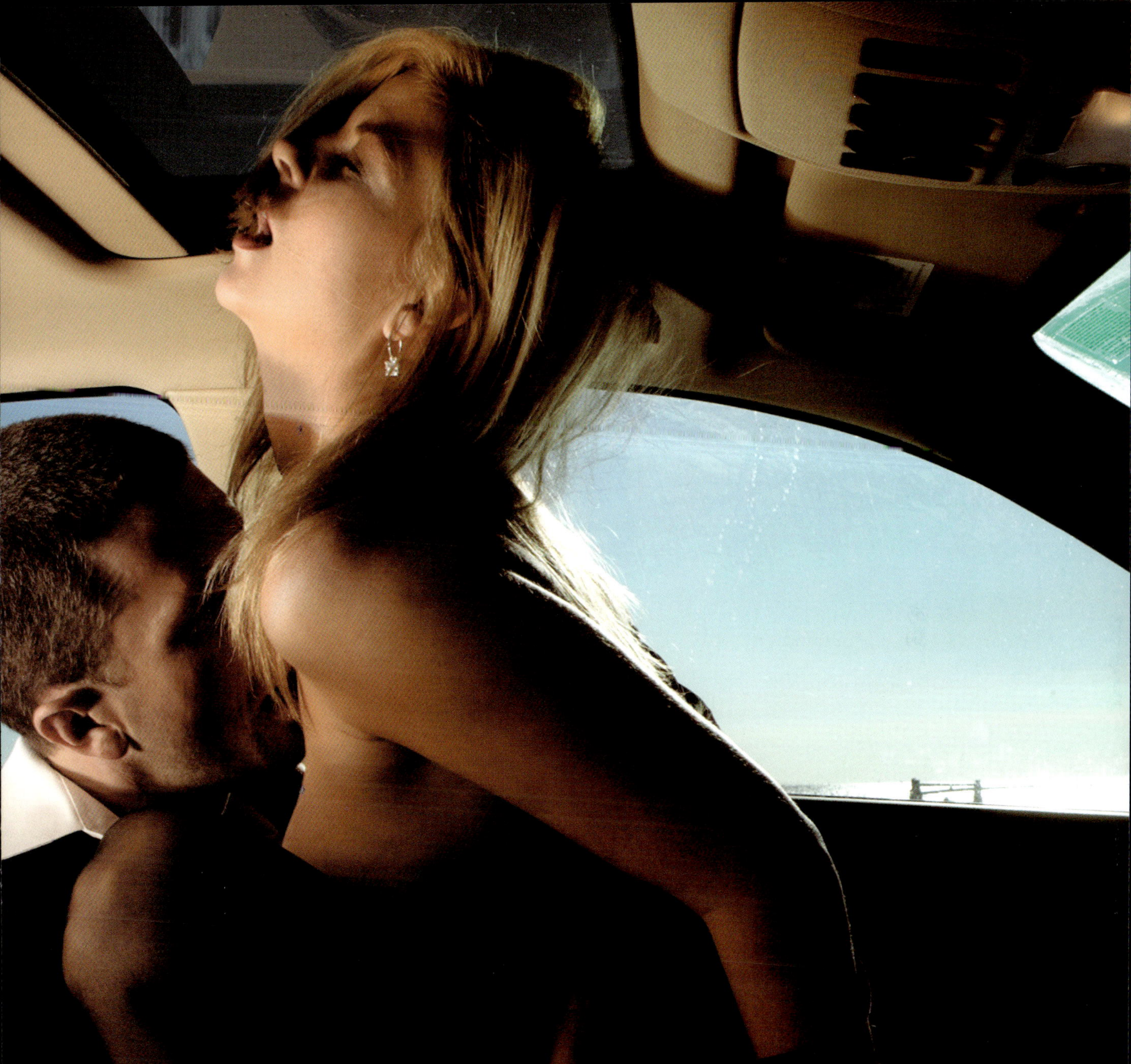

„Das größte Risiko gingen wir ein, als er mich davon überzeugte auf ihm zu sitzen und Sex zu haben – gleich am Rand einer belebten Straße."

„Wir besuchten Freunde auf dem Land. Auf dem Rückweg machten wir eine zweistündige Fahrt zu einem vierstündigen Abenteuer. Es begann damit, dass mein Mann mich bat, die Shorts auszuziehen und unten ohne zu lenken. Er dachte wahrscheinlich nicht wirklich, dass ich es tun würde, da ich sonst eher schüchtern war. Ich war gut drauf und gelangweilt, also sagte ich zu ihm, dass ich es tun würde, wenn auch er seine Hosen auszieht. Wir befummelten uns gegenseitig, während ich fuhr. Das Ganze war frech und sehr scharf.

Wir mussten schließlich auf einen Parkplatz fahren, um endlich richtig loslegen zu können. Nachdem wir wieder auf der Straße fuhren, zogen wir erneut unsere Shorts aus. Auf der Autobahn legte ich auch noch mein Shirt und meinen BH ab, sodass ich beim Fahren nur noch die Schuhe anhatte.

Mein Mann wurde so heiß, dass er sich zu mir beugte und meine Brüste küsste, während er mich zwischen den Beinen massierte. Ich lenkte den Wagen schnell an den Straßenrand und bekam mehrere Orgasmen. Als wir wieder losfuhren, tauschten wir Plätze. Sobald wir wieder auf der Autobahn waren, begann ich es ihm lustvoll zu besorgen. Ich wurde derart scharf, dass ich ihn in mir spüren wollte. Das wollten wir aber nicht tun, während wir fuhren. Schließlich hatten wir unsere Chance schon ergriffen.

Wir gefährdeten nicht nur unsere eigene Fahrt, mir fiel auf, dass auch andere Lenker, die an uns vorbeifuhren, abgelenkt wurden. Ein LKW-Fahrer fuhr fast in den Straßengraben. Das größte Risiko gingen wir ein, als er mich davon überzeugte, auf ihm zu sitzen und mit ihm Sex zu haben, während wir am Rande einer sehr frequentierten Straße standen. Ich bin nicht wirklich die abenteuerlichste Frau, aber DAS war sehr befriedigend und aufregend!"

Im Büro

Es klingt wie ein kühnes Manöver, aber wenn du zu den Mutigen gehörst und nicht von deinem Job abhängst oder eine ungewöhnliche Empfehlung für einen neuen brauchst, dann ist das Büro ideal für dich! Hier eine im Vergleich zahme Geschichte, denn das Büro, wo diese 32-jährige Frau auf ihre Kosten kam, gehörte ihrem Mann.

„Die Truppe meines Mannes (er ist Bauträger) hat eine abgeschirmte Veranda an unser Haus angebaut. Da habe ich also alle diese muskulösen Männer, die oben ohne arbeiten. Obwohl sie für meinen Mann arbeiten – oder vielleicht auch gerade deshalb –, zögerten sie nicht, mit mir zu flirten. Und all dies zu einer Zeit, in der der Sex mit meinem Mann langsam aber sicher langweilig wurde. So weit so gut, sagte ich zu mir selbst. Ich hielt beim Büro meines Mannes mit der Ausrede, dass ich ihm Post vorbeibringen müsse. Sein Arbeitsplatz ist sehr hektisch. Als ich in sein Büro trat, zwinkerte ich ihm zu. Kein gewöhnliches Zwinkern, sondern ein ‚WOW-Zwinkern'.

Er verstand oder war selbst schon heiß. Das Nächste, was ich weiß, ist, dass wir am Boden im kleinen Badezimmer seines Büros sind. Mein Kleid hochgeschoben, mein Höschen unten bei meinen Knöcheln. Seine Hose befindet sich unterhalb seiner Knie und er rammt seine Männlichkeit tief in mich. Er stößt mich so wild, dass ich laut aufschreie. Wir hören jemanden, der im Büro herumgeht. Es waren seine Sekretärin und sein Sohn aus erster Ehe, der auch sein Geschäftspartner ist.

Er lässt mich im Badezimmer zurück, geht hinaus, um mit seinem Sohn zu sprechen. Sein Sohn verschwindet, bevor ich rauskomme. Ich werde wohl nie erfahren, ob sein Sohn weiß, dass ich dort drinnen ‚bedient' wurde, aber die Sekretärin wirft mir ein vielsagendes Lächeln zu, als ich mich auf den Weg mache. Ich küss ihn auf die Wange, geb ihm die Post und fahr nach Hause. In derselben Nacht revanchiere ich mich bei meinem Mann. Was für ein Tag!"

In der freien Natur

Sonnenlicht ist rezeptfreies Viagra. Es gibt die Theorie, dass Sonne geiler macht, weil sie das Melatonin unterdrückt, ein Hormon, das biologisch einer vollen Mahlzeit entsprechen soll – anders gesagt, Sonnenlicht macht hungrig und in der richtigen Gesellschaft nicht zwingend nur auf Essen. Sonne kann unseren Serotonin- und Hormonspiegel steigen lassen, die uns scharf machen auf eine Nummer im Freien.

Eine 35-jährige Frau berichtet Folgendes.

„Mein Mann und ich wanderten in den Bergen. Wir marschierten in ein Gebiet, das ziemlich hoch lag und von wo aus man einen klaren meilenweiten Blick in alle Richtungen hat. Er trat von hinten auf mich zu und nahm meinen Rucksack ab. Dann fuhr er mit seiner Hand unter mein Shirt und berührte mich mit einer erregenden Intensität, als er meinen BH öffnete. Dieses Gefühl machte mich sofort bereit. Er zog mir mein Shirt aus und warf es auf einen Felsen, drehte mich um, zerrte meine Wandershorts nach unten, ließ mich über den Felsbrocken beugen und bestieg mich von hinten. Ich bin eigentlich kein großer Fan von Analverkehr, aber das war der helle Wahnsinn! Gott sei Dank kamen keine anderen Wanderer, denn wir waren völlig außer Kontrolle. Ich glaube nicht, dass ich hätte aufhören können."

Andere Orte

Nichts ist besser als ein Quickie im Badezimmer von Freunden oder in einer öffentlichen Toilette, um Routinesex in einer Beziehung wieder zu beleben. Ob nun in einem Klub oder einem Restaurant, viele Paare haben Quickies in öffentlichen Toiletten.

Oder ihr treibt es in einer Umkleidekabine eines Modegeschäftes. Es ist nicht überraschend, dass einige Paare scharf werden, wenn sie den anderen beim Umziehen sehen – besonders wenn dies einmal nicht in der Privatsphäre der eigenen Wohnung geschieht.

Außerdem gibt es Züge, Boote, Flugzeuge und wenn ihr es rasant wollt, dann gibt es auch noch die Achterbahn und jeden anderen Ort, der euch gefällt.

„Er zog mir mein Shirt aus und warf es auf einen Felsen, drehte mich um, zerrte meine Wandershorts nach unten, ließ mich über den Felsbrocken beugen und bestieg mich von hinten."

Orgasmus

LUST IN REKORDZEIT

1. **SEI MUTIG.** Gib seine Hand dorthin, wo du es gern hast. Auf dich!

2. **GENIESS DIE SPANNUNG.** Oft sind wir zu entspannt bei wohligem normalem Sex. Ein Orgasmus ist vor allem das Lösen von Spannungen. Spontane Quickies können Spannung erzeugen, die rein sexueller Natur ist (und nicht die Anspannung bei der Steuer!). Deshalb muss die Entspannung auch explosiv passieren.

3. **TU ES EINFACH!** Paare, die immer wieder mal einen Quickie haben, haben mehr Sex, weil sie gelernt haben, dass nicht jede Nummer von tiefer Bedeutung sein muss. Manchmal geht es ohne Schnickschnack einfach nur um den Fick.

4. **BRING IHN AUF DIE KNIE.** Studien zeigen, dass ein paar Minuten Oralsex (für dich!) einen wichtigen Vorteil haben: Er macht dich aufnahmefähig und erregt dich an den richtigen Stellen im richtigen Tempo.

5. **NECK IHN MIT WORTEN.** Mach Versprechen, die du nicht einhalten wirst – noch nicht. Sag ihm, was du mit seinem Penis machen wirst. Dann lass ihn bis zum nächsten Mal warten.

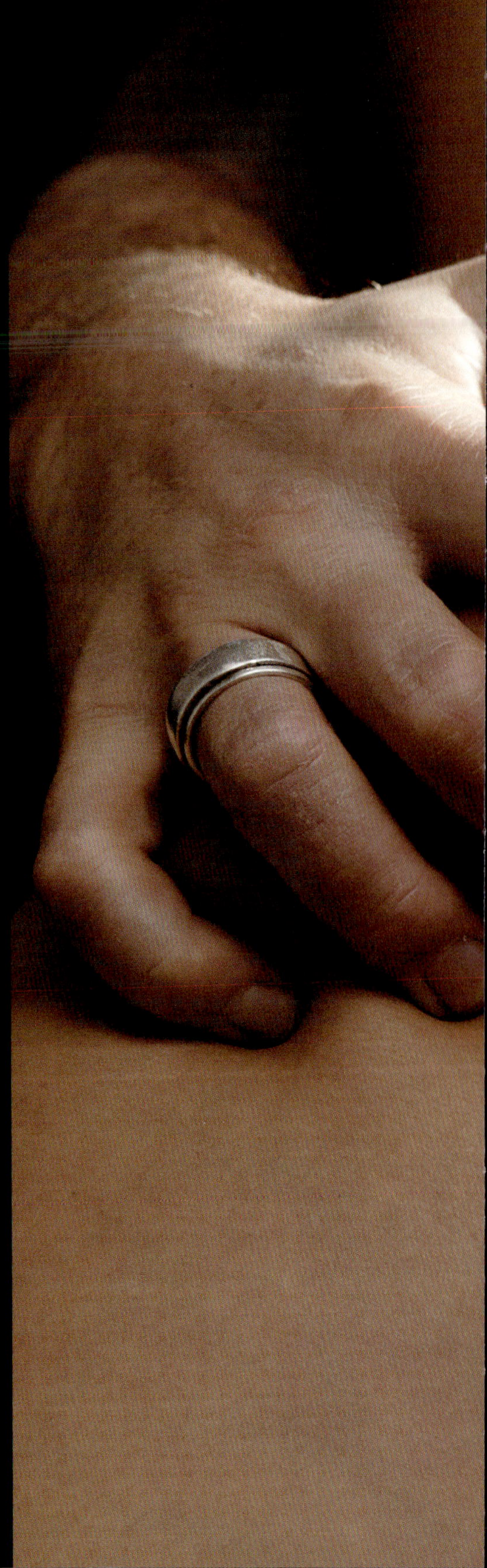

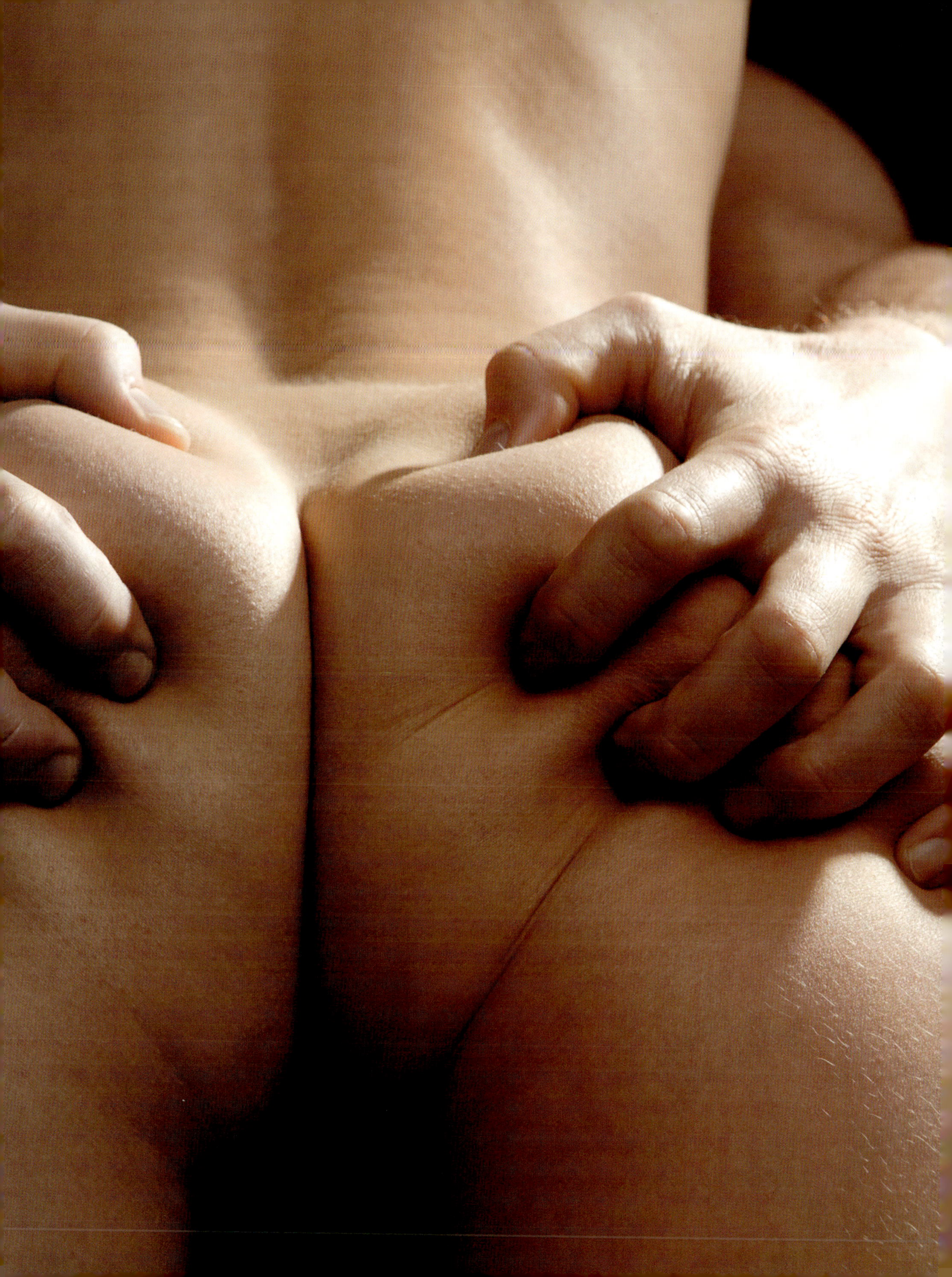

QUICKIE
EIN UNVERGESSLICHES ABSCHIEDSGESCHENK

Er wollte, dass alles perfekt ist in eurer letzten Nacht, bevor du nach Belgien abgereist bist. Du hattest ihm erzählt, dass du für drei Monate wegen einem Forschungsaufenthalt fort bist. „Ich will etwas ganz Spezielles für unsere letzte Nacht Blumen, Kerzen, sanfte Musik, was du willst“, sagte er. Aber du hast nur gegrinst. „Ich weiß da etwas viel Besseres“, meintest du. „Lass dich überraschen.“

Ihr seid aus dem Taxi in die Wohnung, wo du in die Küche liefst. Er hört, wie du den Kühlschrank geöffnet und etwas auf den Herd getan hast. Kurz nachher kamst du ins Schlafzimmer, nur noch in hochhackigen Schuhen und Ohrringen, mit einem Tablett in den Händen, auf dem du eine Flasche Massageöl, ein paar Eiswürfel und einen Topf warmen, dampfenden Honig hast.

„Leg dich hin für deine Massage!“, hast du ihn aufgefordert.

Er wollte das Licht ausdrehen, da seine Wohnung gegenüber von einem Hochhaus liegt, aber du hast ihn davon abgehalten. „Ich will, dass man uns sieht“, hast du gesagt.

Er probierte den Honig mit seinen Fingern und als er vor dir kniete, trug er den Honig auf die Ritzen auf, die zwischen den Spitzen deiner Hüften und dem versteckten Platz zwischen deinen Beinen liegen. Normalerweise dauerte es immer ein wenig, bis ihr erregt wart, aber nun wart ihr sofort Feuer und Flamme. Du hast deine Finger in seinen Haaren vergraben und ihn näher an dich herangezogen. „Ich will dich in mir spüren“, hast du gesagt.

„Warte.“ Mit einer Hand schmierte er Honig auf die Kluft, die direkt zu deiner Klitoris führt, und mit der anderen nahm er einen Eiswürfel und streichelte damit deine Brustwarzen, bis sie steinhart waren. Dann, bevor du wusstest, wie dir geschah, strich er mit dem Eiswürfel deinen Körper entlang nach unten und schob ihn in deine Vagina. Daraufhin beugte er sich nach unten und leckte hungrig um deine Klitoris herum, wobei er nur grob den Honig mit seiner Zunge entfernte. Du musstest aufschreien, dein Körper war Wachs in seinen Händen, er hielt dich fest und ließ dich den oralen Freuden nicht entkommen.

Er wollte dich so sehr, aber um die Ekstase hinauszuzögern, rollte er dich auf den Bauch und trug das Massageöl auf deinem Rücken und zwischen deinen Beinen auf. Die zarte, duftende Flüssigkeit rann an dir hinunter und als er den Duft einatmete, stöhnte er laut. Er glitt über deine Arschbacken, nahm noch einmal einen Eiswürfel und drang endlich von hinten in dich ein. Du warst wild und bäumtest dich auf, aber er ließ dich nicht los. Immer kamst du zum Höhepunkt und dein Gesicht war schöner, als er es je gesehen hatte. Als er gemeinsam mit dir explodierte, umschlang er dich schweißgebadet. „Ich liebe es, mich von dir zu verabschieden“, flüsterte er.

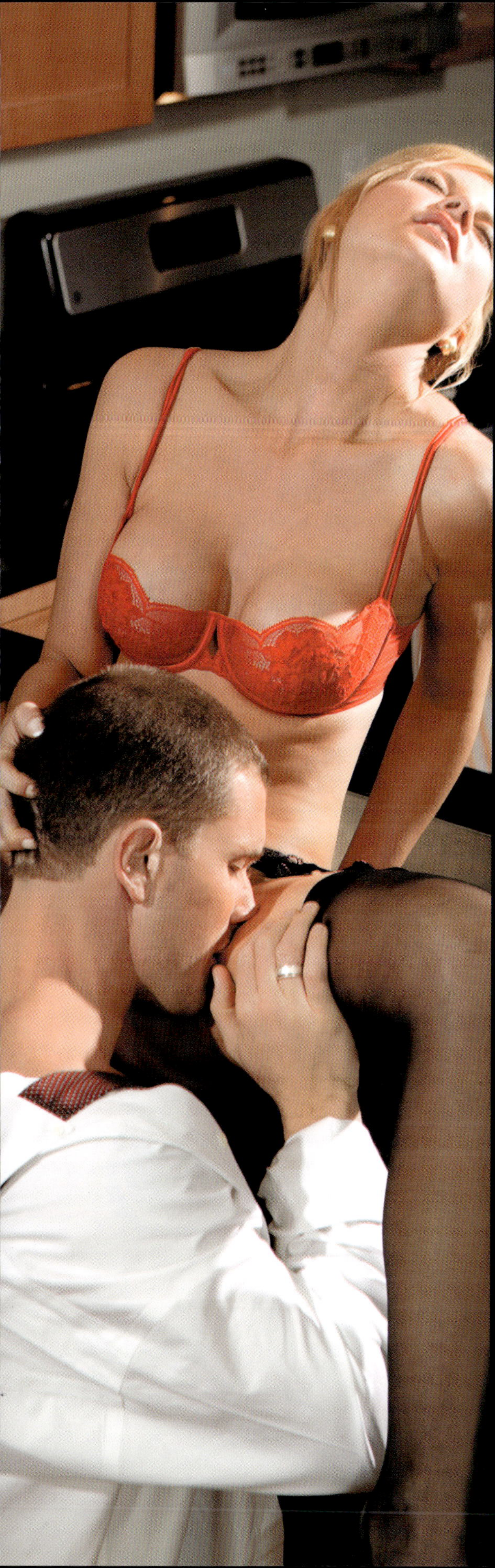

4

Spielregeln

Wild, aber sicher

Eine fast 40-jährige Frau erzählte mir, wie sehr sie den Duft von Blumen mochte. „Wir waren in einem botanischen Garten und spazierten durch die Gänge voll exotischer Pflanzen und sinnlich duftender Blumen, da konnte ich mich nicht mehr halten. Ich war wie unter einem Bann. Meine Hand begann verstohlen die Leisten meines Mannes zu streicheln. Er wurde sogleich unglaublich erregt. Es war kurz vor Geschäftsschluss, also suchten wir unseren Weg durch den Blätterwald und die blumigen Arrangements und benutzten die abgelegene Toilette gleich bei den Gärten für schnellen heißen Sex. Es war eine Feier natürlicher Schönheit und des Lebens!“

Eine andere Frau, die ein bisschen älter war, bot Folgendes: „Den bei Weitem besten Sex, den mein Mann und ich je hatten, war in einer Umkleidekabine eines Kaufhauses. Die meisten der Männerkabinen wurden schon benutzt und da wir in Eile waren, bat ich den Verkäufer, dass wir ausnahmsweise eine Frauenkabine benutzen durften. Ich überraschte meinen Mann, als ich ihn in der Kabine dazu aufforderte, seine Unterhose auszuziehen, und ich verwöhnte ihn mit dem Mund. Dann ließ auch ich mein Höschen zu Boden und wir hatten einen Quickie. Es war toll – Shopping einmal anders!“

Sex an außergewöhnlichen Orten ist zweifelsohne ein Anreiz. Wir sind alle ein wenig exhibitionistisch veranlagt, deshalb versetzt uns der Gedanke, etwas zu tun, was am Rande des Verbotenen ist, und dabei beobachtet zu werden, in lustvolle Erregung.

QUICKIE

SEX IM BADEZIMMER

EIN QUICKIE IM BADEZIMMER VOR DEM SPIEGEL KANN EUREN SEX AUFREGEND, FRECH UND VOYEURISTISCH WERDEN LASSEN.

Der Gedanke, während des Aktes erwischt zu werden, kann auch reizvoll sein. Aber das ist ein Gedanke. Es ist etwas, mit dem man spielen kann, um die Lust zu steigern. Wirklich erwischt zu werden, ist etwas völlig Anderes.

Sex außerhalb eurer Wohnung kann euch ungewollte Aufmerksamkeit anderer bescheren. Vielleicht werdet ihr nicht gleich eingesperrt, aber es kann sein, dass ihr die Privatsphäre anderer stört – die euch in kompromittierender Situation erwischen. Niemand möchte zur Schlagzeile in den Abendnachrichten werden, nicht wahr?

Während das Risiko die Lust erhöht, da das Ausmaß an Frechheit beim Sex gesteigert wird, kann zu viel Risikofreude Probleme bringen. Gesetz ist Gesetz. Einige Regeln sind dazu da, gebrochen zu werden, wie etwa „Pst, bitte um Ruhe in der Bücherei", aber jene, die unzüchtiges Verhalten betreffen, können beim Bruch zu ernsten Konsequenzen führen.

Wenn wir Regeln brechen, dann tun das die meisten von uns in der Erwartung, damit davonzukommen. Einige Quickies sind nicht so riskant, während andere hart an der Grenze der Selbstzerstörung sein können. Wichtig ist, diesen Kick auf sichere Weise zu bekommen. Wer es wirklich drauf hat, findet seine Erfüllung unter freiem Himmel an einem Ort und in einer Weise, die wenig riskiert, doch viel hergibt.

Hier kann es kompliziert werden. Wir wissen, dass sich Gegensätze anziehen. Das gilt auch für Risikoverhalten. Die einen sind von der Persönlichkeit her eher wie Schafe, die anderen eher wie Wölfe und wir ziehen uns gegenseitig an.

Schafe haben hohe Maßstäbe und brechen ungern Regeln. Wölfe haben damit weniger Probleme, sehen sich in der Machtposition und nutzen jede nur erdenkliche Möglichkeit. Zu welcher Gruppe gehörst du?

Wenn du eher Schaf als Wolf bist, magst du Gleichmäßigkeit und fühlst dich mit Bekanntem wohl. Wenn du eher Wolf statt Schaf bist, langweilst du dich und suchst das Abenteuer.

Ein Wort an die Wölfe

Die Wölfe unter euch sollten sich merken: Eingesperrt zu werden ist nicht nur peinlich und teuer (Geldbußen etc.), es könnte sehr leicht auch die Aufmerksamkeit deines Arbeitgebers erwecken. Es ist sinnvoll, wenn ihr euch ein paar Gedanken macht, wenn sich in eurem Liebesspiel Probleme, Unterbrechungen ergeben und ihr notfalls einen Fluchtweg braucht.

Wie also legen Wölfe und Schafe los und machen es denkwürdig für beide Seiten?

Allen Wölfen sei gesagt, dass ich zwar sehr für ein Ende jeder Routine bin, aber ich empfehle bestimmt nicht schnellen Sex mit irgendwem, den ihr nicht kennt, oder Grenzüberschreitungen mit eurem Partner. Es könnte euch nicht gefallen, ihr könntet euch dabei unwohl fühlen, ihr könntet sogar eure Gesundheit in Gefahr bringen und eure grundlegende Einstellung zu Sex für die Zukunft zerstören.

Ein Wort an die Schafe

Ihr neigt dazu, euch immer auf dieselbe Weise zu lieben, immer mit dem gleichen Ablauf, zur gleichen Zeit und es befriedigt euch, weil ihr wisst, worauf ihr euch einlässt. Doch genau aus diesem Grund ist euer Sex oft nicht leidenschaftlich und manchmal auch nicht aufregend.

Es wäre klug, die Dinge ein wenig aufzurütteln, um die Gefühle erotischer Begeisterung

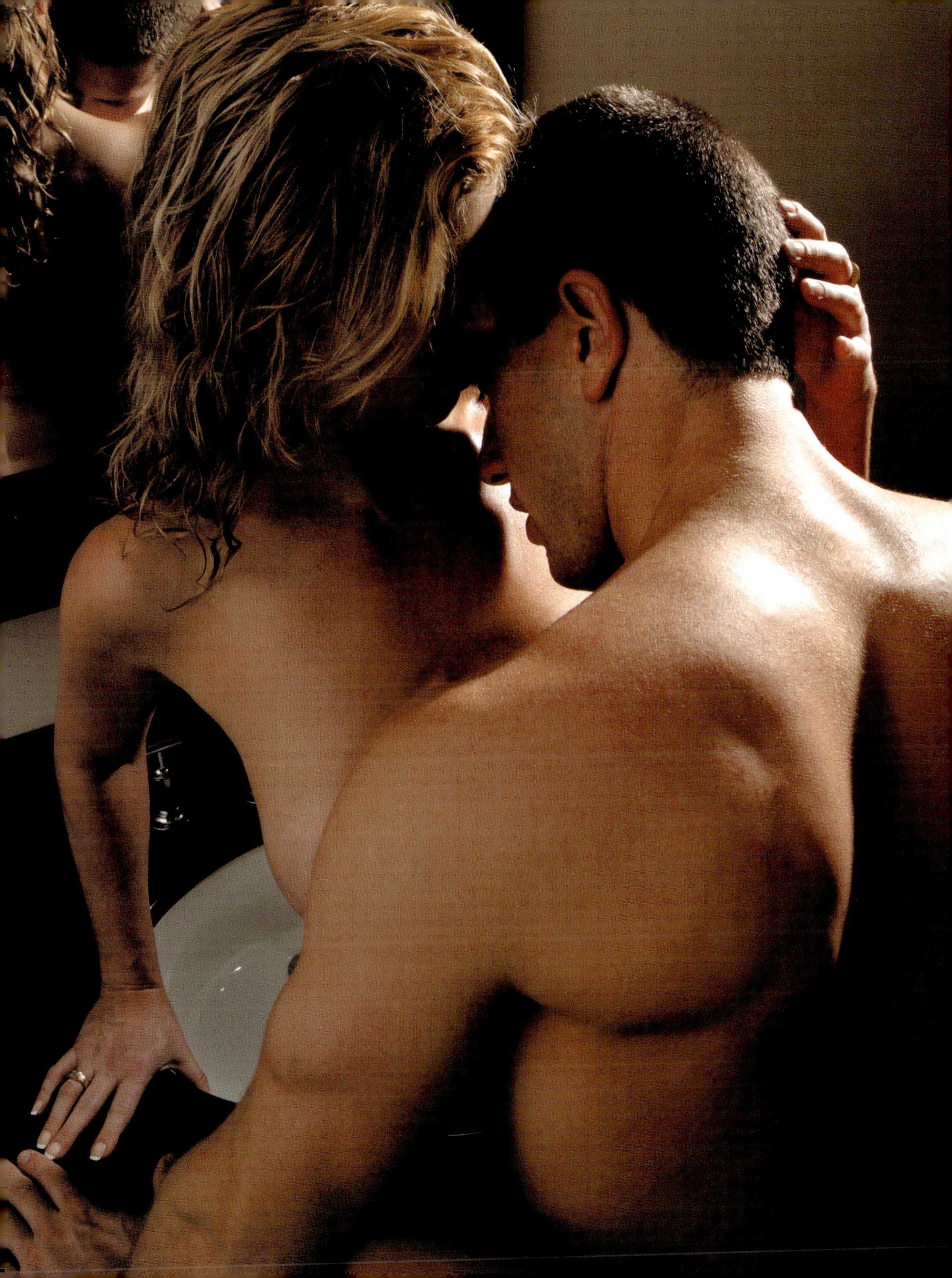

wieder zum Leben zu erwecken – anderenfalls ist euer Liebesleben der nächste Kandidat für ein Opfer der Langeweile. Die Grenzen neu zu entdecken mag schwierig anmuten, aber es gibt genug Möglichkeiten, der Langeweile zu entkommen. Eine heiße Nummer mitten in der Nacht in eurem Pool im Garten, Sex im Badezimmer während einer Feier oder vielleicht in einem Restaurant, besonders, wenn es ein großes Restaurant in der Stadt ist mit einzelnen Unisex-Toiletten. Wie wäre es mit einem Blowjob am Dachboden, während die Familie unten das Abendessen zubereitet? Andere Möglichkeiten wären abgelegene Buchten an Nacktstränden, dein eigenes Büro (wenn du die Chefin bist!), leere Hörsäle an der Uni nach den Vorlesungen oder mitten in der Nacht am (oder im) Pool eines Hotels, wo ihr Gäste seid, denen ausnehmend viel Toleranz entgegengebracht wird.

Manchmal muss das Abenteuer gar nicht sexueller Natur sein. Dafür gibt es eine einfache wissenschaftliche Erklärung. Neue Erfahrungen miteinander zu machen – einfach nur die Herausforderung annehmen, aufregende gemeinsame Lektionen – sind gut für Paare. Neue Erfahrungen regen auch Gehirnstoffe an, die für die Lust zuständig sind.

Erinnere dich an deine Teenager-Jahre, wenn du mit einem Typen im Kino warst und einen Horrorfilm gesehen hast. Er dachte, du wolltest nur fummeln, wenn du ihn bei den spannenden Szenen ergriffen hast. Und da war auch was dran. Angst erregt uns, kurbelt unsere Hormone an und macht uns bereit für stärkere Gefühle und ausnehmend guten Sex. Eine gemeinsame neue Erfahrung kann ebenfalls für diese Gefühle sorgen.

Regel für Schafe wie auch Wölfe

Ein paar Grundregeln, die sowohl für Wölfe als auch Schafe gelten, sind hilfreich für aufregende und erotische Erfahrungen anstatt vorprogrammierte Katastrophen. Nun also die zwölf Gebote für Quickies.

1. **GEFAHR DES FREMDEN.** Weißt du wirklich, ob du mit dem Typen sicher bist, den du gerade nach Hause begleitest? One-Night-Stands mit jemandem, den du nicht kennst, klingen erotisch und glamourös, aber in Wirklichkeit musst du dabei sehr aufpassen. Versichere dich, dass jemand weiß, wo du und mit wem du zusammen bist.

2. **GLEITGEL.** Verwende ein Mittel, das nicht auf Öl basiert, wenn du eines brauchst. Hastig bedeutet nicht sorglos. Versichere dich, dass Leidenschaft und Safer Sex Hand in Hand geschehen.

3. **PST!** Versuch, leise zu sein. Quickies können auch etwas Stilles sein, man kann dabei sehr wohl ohne sinnlose Geplänkel auf seine Kosten kommen.

4. **BLEIBT PRIVAT.** Grenzt euer Publikum ein. Versucht es dort zu tun, wo ihr so privat wie möglich seid.

5. **GESCHWINDIGKEIT.** Der Quickie trägt seinen Namen nicht ohne Grund. Quickies sollen zu einer temporeichen Befriedigung führen. Lass unnötiges Herummachen sein. Geh ran, so schnell es geht, und vergiss Dinge wie langwieriges Vorspiel.

6. **ZIEHT EUCH WIEDER RICHTIG AN.** Richtet euch auch eure Frisuren wieder her, die zum ersten sichtbaren Zeichen dafür werden, dass die Schlampe in dir frei gelassen wurde.

7. **HALTET EUCH VON MASSEN FERN.** Sucht euch passende und abgelegene Plätze, wie etwa versteckte Parkplätze, einen abgelegenen Strand, ein leeres oder fast leeres Kino.

8. **ABCHECKEN.** Einige Orte können privat wirken (z. B. Dächer), aber nicht unbedingt privat sein. Es ist wichtig zu wissen, wo ihr hingeht, damit ihr nicht gesehen werdet und mögliche Gefahren vermeidet. Schaut euch den Ort zuvor an, wenn es geht.

9. **DENKT EUCH EINEN PLAN AUS.** Wo könntet ihr euch verstecken? Womit zudecken? Möglichst etwas Überzeugenderes als: „Ich saß einfach da und plötzlich besprang er mich."

10. **REDET OFFEN.** Wenn ihr euch nicht sicher seid, was ihr wollt, dann hört auf und redet darüber. Es ist okay, unsicher zu sein, das bedeutet vielleicht nur, dass du noch warten möchtest. Ja gesagt zu haben bedeutet nicht, dass du deine Meinung nicht ändern könntest. Nein zu sagen heißt nicht, etwas Neues abzulehnen, sondern nur etwas weniger Riskantes zu versuchen.

11. **OHNE SCHNICKSCHNACK DURCH DIE ZIELGERADE.** Vergiss Kerzenschein, Räucherstäbchen und verführerische Musik, denn sonst läufst du Gefahr, etwas Großes zu erwarten, das dich dann nicht wirklich befriedigt. Wichtig bei einem Quickie ist Spontaneität. Wenn ihr vor dem Fernseher sitzt, seine Unterhosen bei seinen Knöcheln, du trägst kein Höschen unter deinem Rock und sitzt auf ihm – ab geht die Post! Das ist das Schöne an spontanem, leidenschaftlichem Quickie-Sex.

12. **VERGESST DAS HÖREN NICHT.** Vergesst das Hören nicht. Damit meine ich nicht Lecken und Lutschen, sondern vor allem auch jene kleinen Flüsterer, die ihr austauscht, um zu sagen, wie sehr es euch gefällt. Auch dein Stöhnen wird ihm gefallen, euch beide erregen und beweisen, dass euch die aufregende Erfahrung gefällt. Damit schlage ich nicht vor, Orgasmen vorzutäuschen, aber ein wenig Begeisterung hat noch niemandem geschadet.

Die Bedeutung von Safer Sex

Wenn ihr eine monogame Beziehung führt und beide gesund seid, dann bedeutet Safer Sex vor allem, nicht in der Öffentlichkeit erwischt zu werden. Wenn ihr Single seid, sind Safer-Sex-Vorkehrungen besonders wichtig, wobei es nicht darum geht, beim Sex in der Öffentlichkeit nicht erwischt zu werden, sondern darum, nicht krank zu werden.

Die folgenden Praktiken sind nach Gefahrenpotenzial aufsteigend aufgelistet.

Küssen. Es gibt keinerlei Beweise dafür, dass sexuell übertragbare Krankheiten, auch HIV, durch Küssen übertragen werden können, wenn beide Partner keine offenen Wunden im Mund haben. Lippenbalsam überträgt den HIV-Virus nicht. Kein Risiko.

Gegenseitiges Masturbieren. Kein Risiko, so lange dein Partner nicht auf dir abspritzt.

Erotische Massage. Kein Risiko beim Streicheln und Massieren.

Oralsex. Übertragungsgefahr durch Blut oder Körperflüssigkeiten, die mit Wunden oder Mikro-Verletzungen im Mund oder Rachen in Berührung kommen. Um völlig sicher zu sein, sollte dein Partner bei Fellatio ein Kondom überstülpen. Minimales Risiko.

Vaginaler Verkehr. Auf diese Weise können Geschlechtskrankheiten (auch HIV) übertragen werden. Überprüfe die Genitalien deines Partners nach offensichtlichen Krankheitsmerkmalen und benutze immer ein Kondom. Lass dich nicht in die Irre führen, wenn er gesund aussieht, und dich nicht dazu überreden, kein Kondom zu benutzen. Viel öfter als man glaubt, sind Symptome nicht sichtbar. Risiko.

Analsex. Infiziertes Sperma kann über die Häutchen des Rektums und durch Sehnsuchtströpfchen noch während des Verkehrs sehr leicht in die Blutbahn gelangen. Wenn du Analverkehr hast – was ich bei häufigem Partnerwechsel nicht empfehle –, verwende spezielle Anal-Kondome und sehr viel wasserlösliches Gleitgel. Hohes Risiko.

nall

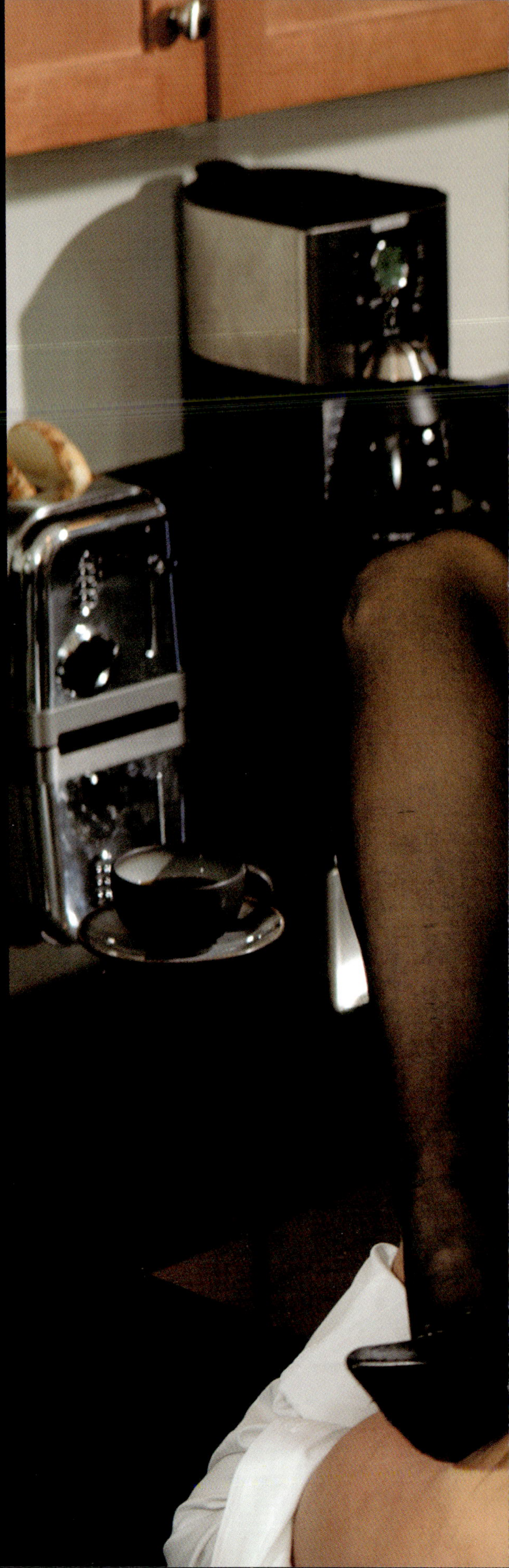

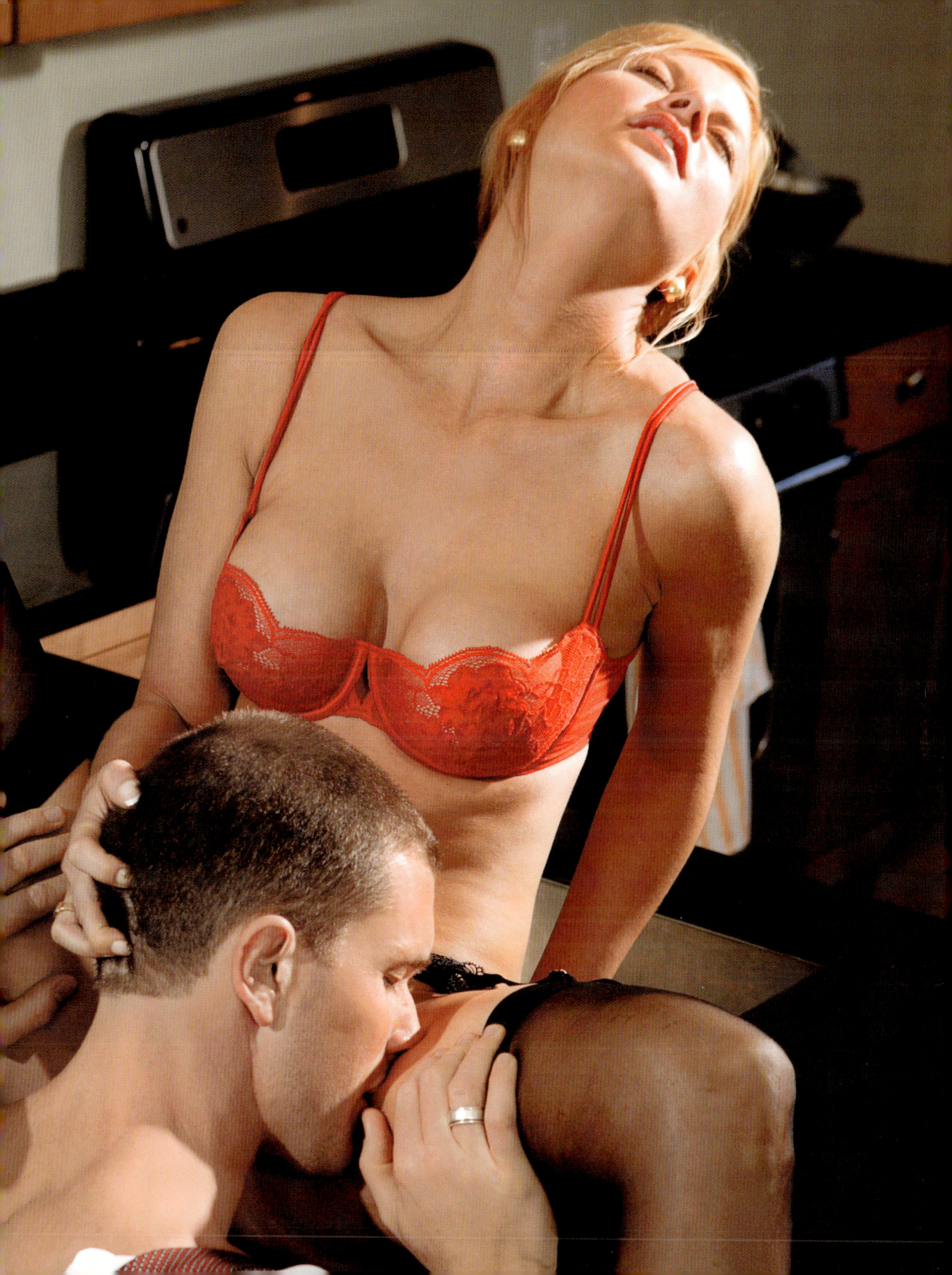

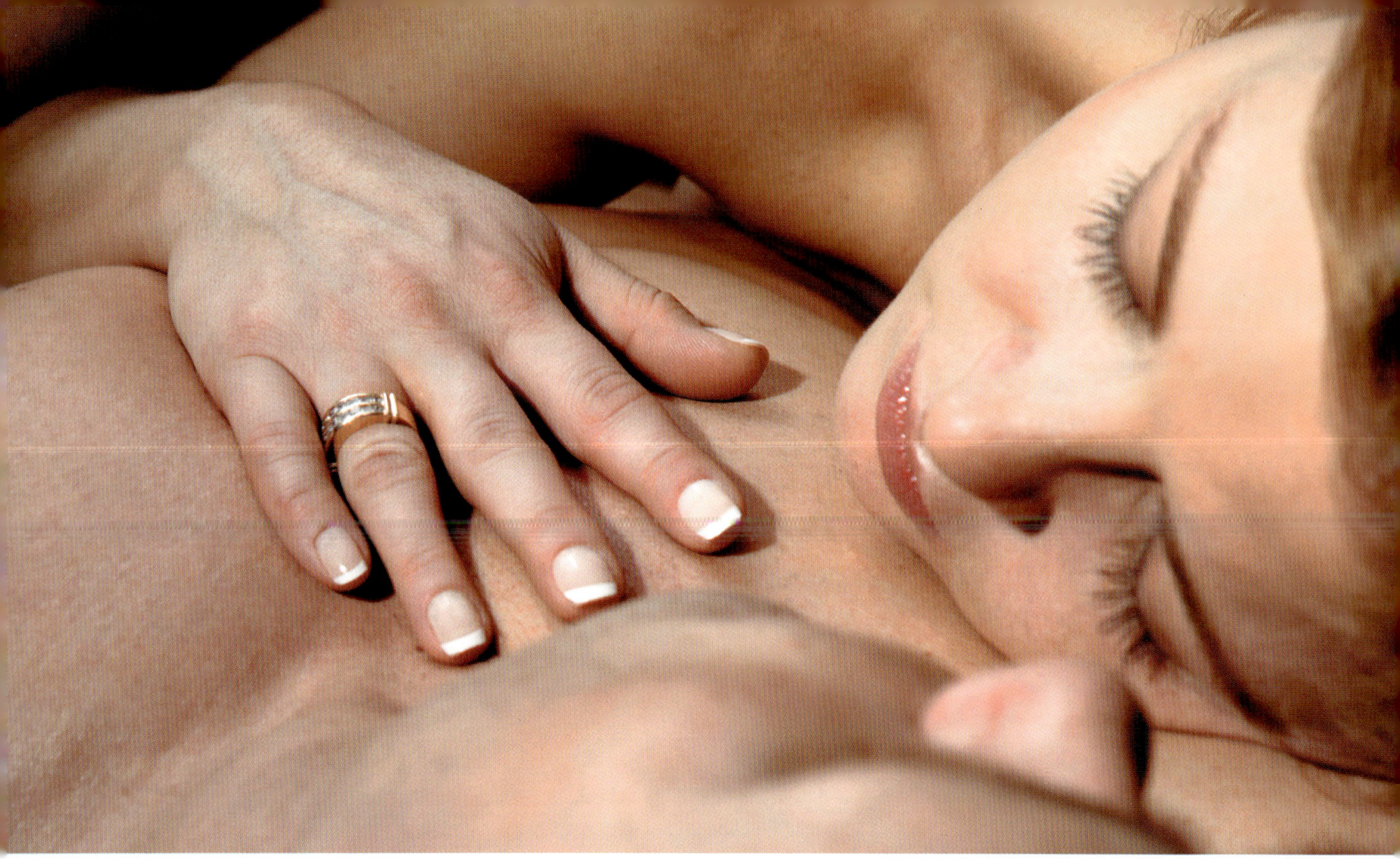

QUICKIE

EIN OPULENTER SONNTAGMORGEN

Du streckst dich und gähnst. Du kannst den ganzen Tag faul sein – es ist Sonntag.

Du spürst eine Hand, die beginnt deine Gliedmaßen zu streicheln. Träumst du oder wachst du? Deine Glieder erbeben in zärtlicher Verzückung. Du spürst einen Mund und eine gierige Zunge zwischen deinen Beinen und ein Sturm beginnt irgendwo in dir, den du nicht mehr kontrollieren kannst.

Du öffnest die Augen und erblickst deinen Geliebten, der dich frech angrinst. „Ist das nicht besser als die Zeitung und Kaffee?"

Ihr nehmt euch Zeit für das Aufstehen und entscheidet euch für einen Ausflug. Der Regen hat fast aufgehört, alles hat diesen tauchfeuchten Glanz. Ihr kommt auf diese völlig abgelegene Straße, in der Nähe der verlassenen Autobahn. Die Straße liegt pfeilsgerade vor euch. „Fahr weiter", sagst du und legst eine Hand auf das Bein deines Geliebten. Du fängst an, ihn sanft zu streicheln, bewegst dich Zentimeter für Zentimeter nach oben. Du öffnest einen Knopf, dann einen Reißverschluss und fährst mit deiner Hand in seine Hose. Du kannst die pralle Lust zwischen deinen Fingern spüren. Niemand ist auf der Straße. Ihr seid völlig alleine unterwegs, während du ihn immer leidenschaftlicher bearbeitest. Plötzlich bremst er ab und du wirst zurück auf deinen Sitz geworfen. Er fährt an den Straßenrand.

Ihr kriecht nach hinten auf die Rücksitze und zerrt euch gegenseitig die Kleider vom Leib. Eines deiner Beine liegt auf dem Kopfschutz des Vordersitzes, das andere lehnt gegen die Türklinke. Jeder Kuss, jede Zärtlichkeit fühlt sich an wie ein Windhauch durch das offene Fenster. Du umarmst ihn, ihr schiebt eure Unterhosen nach unten und eure Shirts nach oben. Ihr liegt eng umschlungen aufeinander, versucht, euch den engen Platzverhältnissen anzupassen. Du spürst sein Gewicht, als er seinen wundervollen Körper in deinen schiebt.

Montagmorgen scheint so weit weg wie der Mond zu sein.

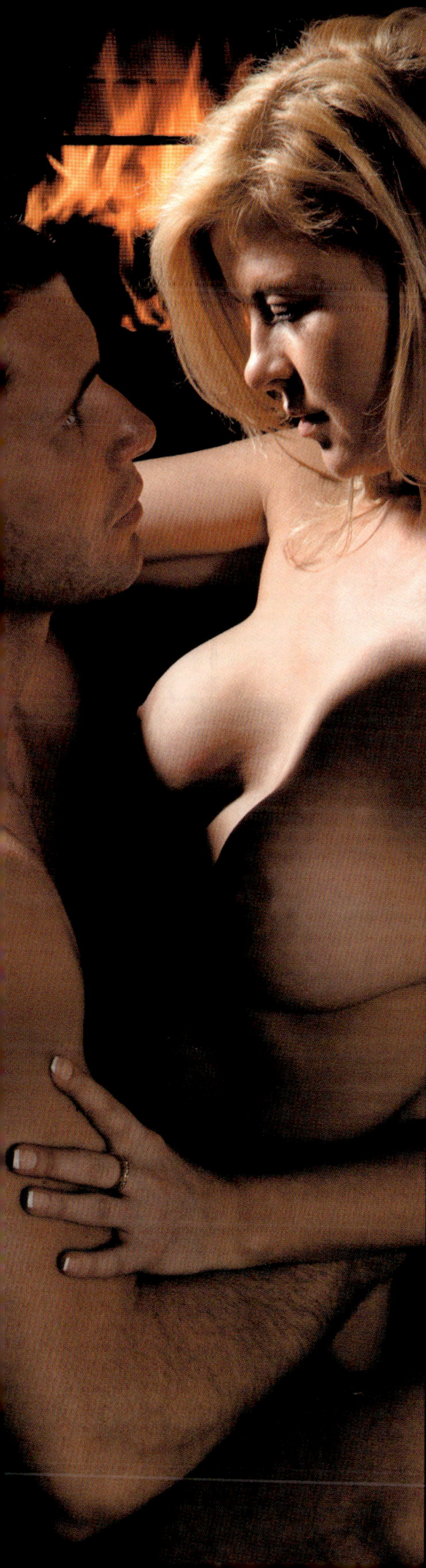

5

Quickie-Stellungen: Locations, Locations

Dein Feuer entzünden

Es gibt sechs Stellungen, die zahlreiche Möglichkeiten zum Variieren bieten. Manche Frauen sind auf eine bestimmte Stellung beschränkt, da sie schwanger, fettleibig, krank oder verletzt sind. Andere sind durch Gewohnheit eingeschränkt. Sie waren vielleicht um einiges experimentierfreudiger am Beginn ihrer Beziehung, als sie noch andere Stellungen probierten, doch dann gewöhnten sie sich an eine Stellung und blieben dabei. Wenn du immer am gleichen Ort und in der gleichen Stellung Sex hast, ist es kein Wunder, dass dir dein Sexleben langweilig vorkommt. Du bist reif für eine Änderung.

Während es bei den sechs grundlegenden Stellungen viele Varianten gibt, bekommt der Begriff „Stellung“ bei Quickie-Sex eine ganz neue Bedeutung. Oft sind die üblichen Stellungen unpraktisch und Paare finden sich in Situationen wieder, in denen Positionen gefragt sind, die sie anderenfalls nie probiert hätten.

Alte Möbel, Wände, Teppiche oder alles, was gerade in der Nähe ist, kommt in Frage, wenn es um direkten und wilden Sex geht. Eine Frau fand sogar einiges über die Vorteile von Waschmaschinen heraus.

„Ich legte gerade einige Sachen zusammen, da kam mein Mann und umarmte mich von hinten, küsste meinen Nacken. Es fühlte sich sehr sexy an und war genau die richtige Art der Pause von meiner Arbeit mit der Wäsche. Ich drehte mich um und küsste ihn. Wir beließen es zunächst dabei, atmeten in einer Einheit, unsere Zungen ineinander verknotet. Doch das nächste, woran ich mich erinnere, ist, dass ich auf der Waschmaschine sitze und er in mir ist. Es geschah so unerwartet, dass ich mir wie in der Szene eines Softpornos vorkam.“

„Der verrückteste Teil begann, als der Schleudergang anfing. Das machte mich wahnsinnig. Ich wurde von einem Orgasmus zum anderen geschleudert! Ich kehrte den ganzen Tag nicht mehr in die Waschküche zurück. Es war, als ob ich den restlichen Tag in einer erotischen Hypnose verbrachte. Und wenn ich nun die Wäsche für zwei Erwachsene und zwei Kinder mache, dann wird die Eintönigkeit von einer delikaten Erinnerung aufgelockert."

Bei Quickies befindet man sich nicht nur an anderen Orten und genießt unterschiedliche Stellungen, sondern meist sind einer oder beide Partner auch noch teilweise bekleidet. Der Anblick, wie du deinen Rock hebst, dich nach vorne über den Tisch beugst und deine Lenden und dein Hinterteil entblößt, macht jeden noch so müden Mann munter. Das Gefühl, wie er mit seinem Körper gegen deinen drängt und du deine Arme über deinem Kopf an die Wand drückst, kann dir einen unvermittelten Energieschub geben.

Teilweise oder sogar vollständig gekleidet zu sein, hat noch andere erotische Vorteile. Die Kleider sind bis zu einem gewissen Grad im Weg – was ein Vorteil ist. Du und dein Partner sind vielleicht erregt bei der Berührung oder dem Anblick bestimmter Stoffe. Das weiche Gefühl deines Kleides oder der Anblick von dir in hochhackigen Schuhen macht ihn wild, genauso sehr wie das Gefühl seines Hemdstoffes auf deiner nackten Haut dich aufregend zu Quickie-Sex verführen kann.

Quickies haben noch andere Vorzüge. Nach einem spontanen Quickie wirst du den Duft des Tages und deines Körpers anders wahrnehmen als sonst. Wenn du eine offene Einstellung dazu hast, kann dir diese Haltung dabei helfen, von dem natürlichen Körpergeruch richtig angeheizt zu werden, denn das Waschen zerstört auch natürliche Duftstoffe, die für den Sex wichtig sind.

QUICKIE

SCHÖNE AUSSICHT

WOANDERS, ALS STÄNDIG NUR IM SCHLAFZIMMER SEX ZU HABEN – DARUM GEHT ES BEI QUICKIES. ES GIBT AUCH ZU HAUSE PLÄTZE, DIE DIR ALS SEX-ORTE NOCH GAR NICHT AUFGEFALLEN SIND, WIE ETWA DIESES „ZIMMER MIT AUSSICHT".

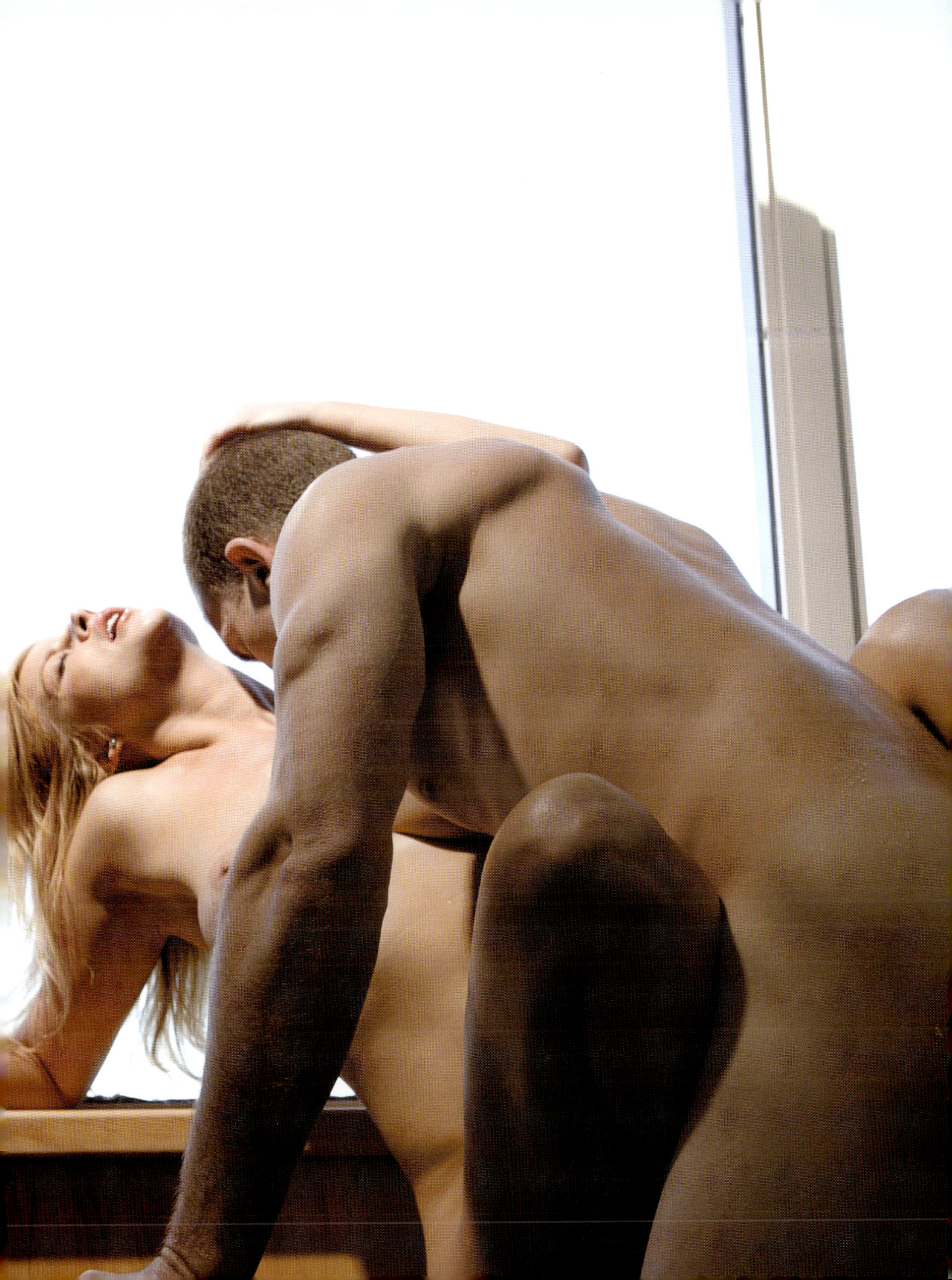

IN DER STADT

Es an einem ungewöhnlichen Ort zu tun und spontaner zu sein als beim wöchentlichen Samstagabend-Sex im Bett in der Missionarsstellung hat ganz gewiss zahlreiche Vorteile. Frecher und ungeplanter Sex kann sehr heiß sein.

Viele erinnert spontaner Sex an die frühen Tage der Beziehung, als man noch nicht genug vom anderen kriegen konnte, oder vielleicht sogar an noch früher, als man bei den Eltern wohnte. Denn damals waren die Möglichkeiten zum Rummachen mit dem Freund begrenzt und die meisten jungen Pärchen mussten sehr erfinderisch sein.

Das ist alles gut und recht, aber sobald die Lust an der erotischen Aufregung sich zu legen beginnt, werden das Vergnügen und die Auswahl an Stellungen nicht mehr so bewährt sein wie euer Bett. Die gute Nachricht: Ich wette, dass das egal ist, denn die Flamme wird heiß genug sein, um die Lust wieder zu finden.

Selbst wenn er noch zu Hause stattfindet, aber nicht im Bett, werden unbekannte Berührungen und Körperhaltungen neue Empfindungen hervorrufen, die euch ganz bestimmt gefallen. Das mag am Anfang noch seltsam anmuten. Wenn ihr in der Stadt unterwegs seid, wird die Herausforderung noch größer, wie eine Frau herausfand, die eine nächtliche Nummer an einem Pool ins Auge fasste.

„Wir waren in einem Hotel und es war schon spät in der Nacht. Ich schlief noch nicht ganz, als mein Freund aufwachte und damit begann, mich zu streicheln. Ich sagte: ‚Lass uns hinunter zum Pool gehen.‘ Ich hatte so etwas keinesfalls geplant, die Worte kamen einfach aus meinem Mund. Da wir immer nackt schliefen, mussten wir uns nur unsere Bademäntel überwerfen und schon kurz danach machten wir uns auf einem der Liegestühle beim Pool breit. Wir waren völlig allein. Ich lag bäuchlings auf dem Stuhl, er kroch über mich und positionierte seine Beine jeweils auf der Seite von meinen. Als er in mich eindrang, schob ich meine Beine zusammen und überkreuzte sie an den Knöcheln.

In dieser Haltung konnte ich ihn in voller Länge in mir spüren, wo er mich eng fasste und intensive Reibung erzeugte. Dabei konnte er unter mich fassen und mit meinen Brustwarzen spielen, die sehr empfindsam sind. Alles lief hervorragend, bis plötzlich der Stuhl kippte. Mir war nicht aufgefallen, wie sehr wir geschaukelt hatten. Wir landeten beide im Wasser, was meinen Orgasmus dämpfte – auch seinen – besonders da er nicht schwimmen konnte!“

Egal wann und egal wo kann ein großer Spaß und sehr sexy sein, aber solange du keine Masochistin bist, solltest du ein paar Vorkehrungen treffen. Wenn ihr etwa in einer Gasse oder am Straßenrand rummacht, wollt ihr bestimmt nicht den Beton spüren.

Draußen im Freien werdet ihr verhindern wollen, dass ihr euch aufschürft, eure Kleidung schmutzig wird oder ihr euch euren Hintern verkühlt. Und, wenn ihr es vielleicht auf einer Treppe tut, wollt ihr bestimmt nirgendwohin fallen. Es versteht sich von selbst, dass ihr in vielen dieser Situation am sichersten seid, wenn ihr bei eurem bunten Treiben nicht zu auffällig seid für etwaige Zuschauer.

Die Stellung einnehmen

Quickies an halböffentlichen Plätzen – in Wäldern, Feldern oder in eurem eigenen Hinterhof – steigern die Erregung durch das gewisse Freche. Doch wenn ihr nicht am nächsten Morgen eine Schlagzeile oder ein Foto in einem Handy sein wollt, tut es nur, während ihr noch eure Kleidung anhabt. Sagen wir, dass ihr auf einer einsamen Parkbank sitzt, gerade mit eurem Mittagessen fertig und in dieser „Jetzt-muss-es-sein“-Stimmung seid. Wenn du einen langen Rock trägst, kannst du auf seinem Schoß sitzen, ihn anschauen. Drapier deinen Rock so, dass niemand einen Verdacht schöpft, halt dich an seinen Schultern, um nicht das Gleichgewicht zu verlieren und lass ihn mit einer Hand unter deinen Rock. Jetzt versuch dich so unauffällig wie möglich auf und nieder zu bewegen. Diese Stellung ist fast schon diskret.

Eine leichte Variation für Sex am Straßenrand oder einen Quickie in einer Gasse: Er hockt auf seinen Fersen, während du auf seinen oberen Lenden sitzt und ihn ansiehst, wobei dein Gewicht auf deinen Füßen liegt. Leg für das Gleichgewicht einen Arm um ihn – oder einen Arm um ihn und den anderen zwischen deine Beinen, um deine Klitoris zu massieren.

Eine andere Stellung, im Stehen und von Angesicht zu Angesicht, ist ebenfalls sehr sexy. In Sachen Quickie gehört sie zu den Favoriten. Diese Art von Verkehr funktioniert in Treppenhäusern diverser Bürogebäude, in deinem Wohnhaus (oder seinem) oder wo auch immer ihr spontan euren Größenunterschied ausgleichen könnt.

Nicht nur beim Ausgleich von Größenunterschieden, manchmal auch an bestimmten Orten, kann es vorteilhaft sein, einfach nur ein Bein zu heben (wie etwa in einer engen Toilettenkabine), damit er leichter in dich eindringen kann. Sollte ein großer Größenunterschied bestehen, kann er dich aufheben und du legst deine Beine um ihn, dann genügen ein Treppenhaus oder eine dunkle Gasse, vielleicht auch eine Bücherei oder andere verbotene Orte. Noch einmal, für leichteres Spiel solltest du den weiten, leicht hochzuschiebenden Rock tragen, den du für solche Anlässe hast.

Was, wenn ein Größenunterschied besteht und dein Partner dich nicht lange genug heben kann? Auch dafür habe ich eine Lösung. Na komm schon, du wusstest, dass das kommt. In Wahrheit mögen viele Frauen diese Stellung sehr gern, weil der Mann dabei zur Gänze in sie eindringen kann. Du hältst dich mit deinen Händen an einem Stuhl, einem Tisch, einer Couch oder einer Wand und reckst deinen Hintern hinaus. Dein Mann stößt dich von hinten. Vielleicht musst du dein Becken ein wenig neigen, damit er leichter in dich eindringen kann. Dabei kann er den Rhythmus seiner Stöße kontrollieren.

Eine andere Stellung, im Stehen und von Angesicht zu Angesicht, ist ebenfalls sehr intim und sexy. In Sachen Quickie gehört sie zu den Favoriten.

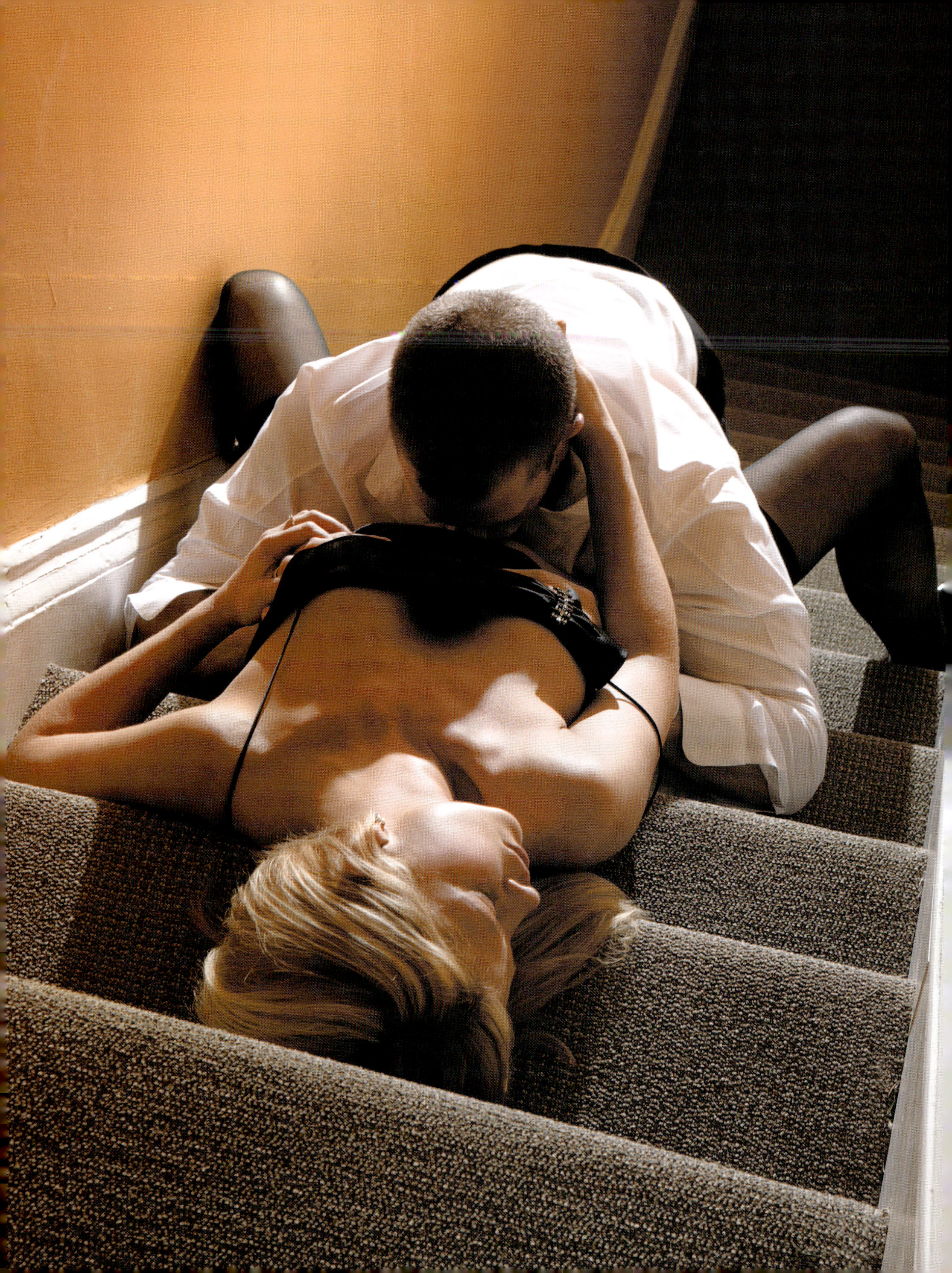

QUICKIE

ZWISCHENSPIEL IM TREPPENHAUS

DEIN SEX WIRD GEWÜRZT, WENN IHR EINEN QUICKIE IM STIEGENHAUS HABT. DIE UNTERSCHIEDLICH HOHEN STUFEN BIETEN EINE VIELFALT AN INTERESSANTEN STELLUNGEN.

Er kann sich absichern, indem er sich beim Stoßen an deinem Hintern oder deinen Hüften hält. Vielen Paaren gefallen harte Stöße, wenn sie es an einem ungewöhnlichen Ort tun und mit dem Verbotenen flirten. Diese Stellung ist leichter als die Standardnummer, bei der ihr euch anschaut. Sie gibt ihm die Möglichkeit, deine Brüste zu massieren oder nach unten zu greifen, um deine Klitoris zu massieren – oder du machst es dir selbst.

Beug dich so weit hinunter, wie es für dich angenehm ist, deine Beine leicht gespreizt, deine Arme frei in der Luft oder du hältst dich an einem tiefen Sessel fest, um das Gleichgewicht nicht zu verlieren. Dein Typ nimmt dich von hinten, drückt dich so nah wie möglich an sich, während er deinen Unterleib festhält.

Diese heiße Nummer von hinten eignet sich perfekt für „Ich-brauch-dich-jetzt-sofort"-Quickies. Wenn du dich wirklich tief bückst, gibt das ein Maximum an Zugang und Kontrolle für deinen Liebhaber, und wenn du sehr sensibel in dieser Gegend bist, dann ergibt dieser Winkel einen guten Zugang zu deinem G-Punkt.

Du möchtest mehr Kontrolle? Sorg dafür, dass er stillsteht und du dich stattdessen mit deinem Hinterteil kreisförmig bewegst. Und vergiss nicht den zusätzlichen Schwung – entweder du selbst oder er kann zwischen deine Beine fahren, um auch deinem Lustzentrum Aufmerksamkeit zu schenken.

Wenn deine Größe ziemliche Fitness von deinem Liebhaber abverlangt, dann stell dich breitbeinig vor ihn hin, damit er leichter in dich eindringen kann. Wenn du zuvor schon ausreichend erregt bist – falls nicht, solltest du ihm das auch sagen –, wird dich das schneller zum Orgasmus bringen. Noch einmal, ein neuer und gewagter Ort kann dafür sorgen, dass du leichter und schneller erregt wirst, als du es für möglich hältst.

Es wird oft behauptet, dass guter Sex von einem sorgfältigen Vorspiel abhängt, damit die Vagina auch gleitfähig ist. Das gilt häufig für Routinesex, gewöhnlichen Sex, aber deine Vagina wird fast von einem Moment auf den anderen gleitfähig, wenn du in der Stimmung für schnellen Sex bist. In Wahrheit sind Frauen von Quickies erregter wegen dem Neuen und Frechen, aber auch wegen den intensiven leidenschaftlichen Gefühlen.

Egal welche Stellung ihr bei einem Quickie einnehmt, es geht vor allem um dein Vergnügen und nicht um Akrobatik oder etwaige Gefühle der Peinlichkeit. Vergiss die Schuldgefühle, ob er dabei mehr Arbeit hat oder ob es ihm gefällt. Kommunikation über solche Dinge kann wichtig sein, aber der Schwerpunkt sollte in deinen Empfindungen und deinem Vergnügen liegen.

Manchmal braucht es mehr als nur ein paar Minuten, einen Penis und eine Vagina, die miteinander verschmelzen. Was wirklich zählt, ist – wie du dich fühlst. Wenn du dich in einer bestimmten Stellung eingeschränkt fühlst – und ich meine hier keine Handschellen, ich meine ungewollte Einschränkungen – oder weniger Stimulation als sonst empfindest, wirst du dabei nicht glücklich werden. In diesem Fall hilft kein Herrichten, Neupositionieren oder Stimulieren mehr.

Klar, verschiedene Stellungen auszuprobieren ist erregend und lustig, aber frag dich diese vier meiden kannst (außer er ist dein Liebhaber) und den größten Kick für dich bekommst.

1. Kannst du die Stellung leicht einnehmen und lange genug halten?
2. Ist die Stellung förderlich für deinen Orgasmus? Wird deine Klitoris durch ihn oder durch dich selbst verwöhnt?
3. Stimuliert die Stellung dich und deinen Partner, ohne euch mit einem peinlichen Gefühl zu erfüllen?
4. Habt ihr beide genug Bewegungsfreiheit?

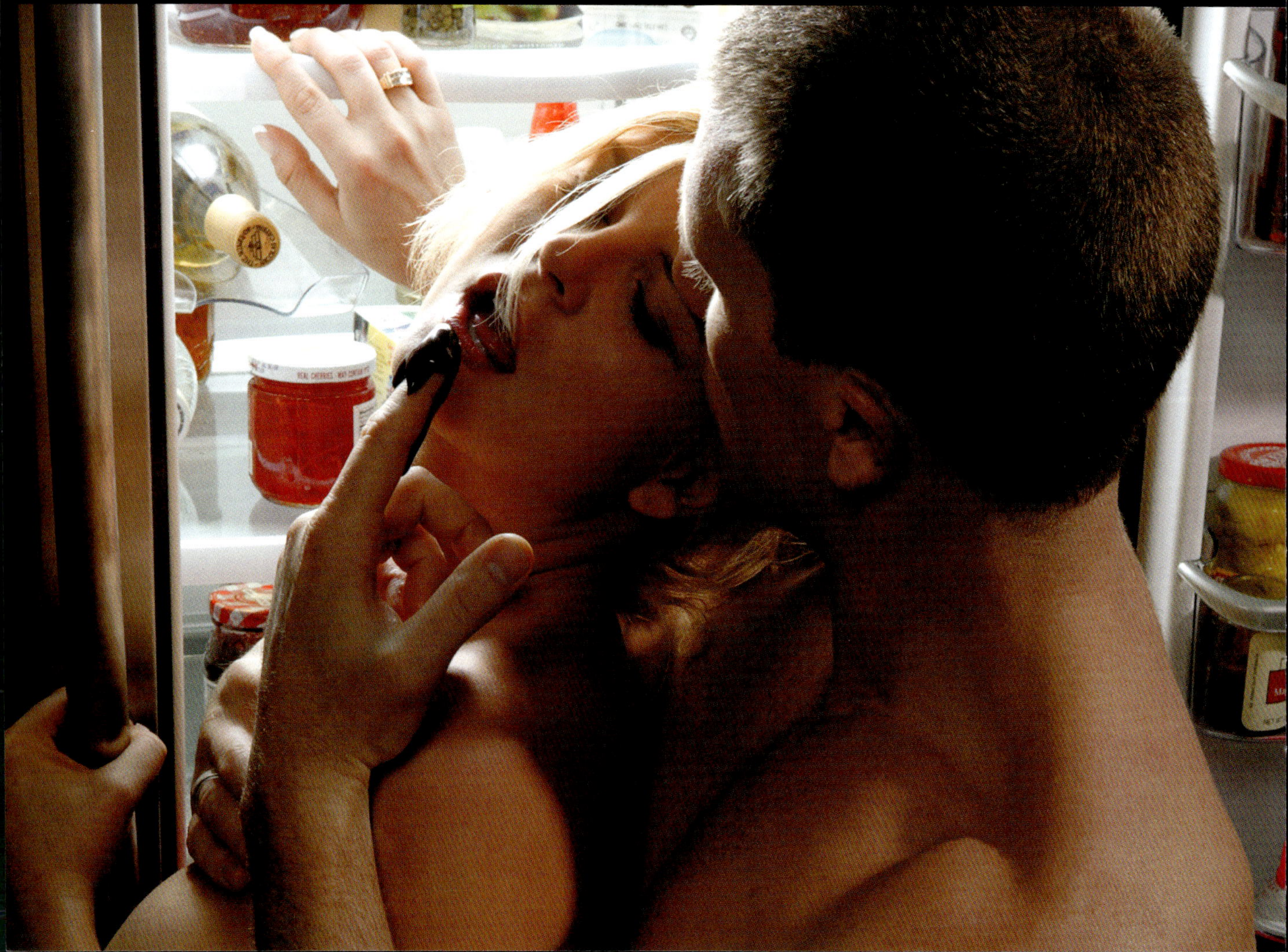

QUICKIE
DAS LIEBESBANKETT

Du hast ein Rezept für ein Liebesspiel, bei dem euch das Wasser im Mund zusammenrinnt: Spezialitäten gehören dazu, wenn ihr hungrig aufeinander seid. Schlagsahne, weiche Erdnussbutter, Bananen, Schokoladensauce und Ahornsirup. Wenn ihr nicht in einer fixen Beziehung lebt, verwendet auch Früchte, Honig, Marmeladen, Sirup oder Staubzucker – dadurch bleibt euer Latex-Kondom ganz. Ihr wollt die Mahlzeit vom Körper des anderen herunternagen, saugen, lecken und beißen.

Vielleicht wollt ihr euer Liebesbankett gleich in der Küche auf der Ablage zu euch nehmen, denn es wird ein ziemliches Durcheinander geben. Wenn du eine weichere Oberfläche willst, zieh das Bett ab und verwende ein altes Leintuch. Wenn das Wetter mitspielt und ihr euren eigenen kleinen Garten habt, dann bevorzugt ihr vielleicht ein Picknick draußen.

Wenn ihr gegenseitig von euren Körpern esst, wird das eure Geschmacksnerven, eure Zunge und euren Mund verfeinern. Wenn du Essen ableckst und dabei nackte Haut spürst, bekommt das Ganze einen völlig neuen Geschmack. Ihr müsst dennoch vorsichtig sein, besonders an der Vulva und Klitoris und auch am Penis und den Hoden. Aber euer Empfinden wird sich steigern, wenn ihr zugleich esst und spürt. Eure Sinne für Geschmack, Geruch, Sehen und Tasten werden sich alle intensivieren.

Er beginnt mit einem Appetitanreger, lustvoller Avocadocreme, die er von deinem Bauch leckt. Danach taucht er Chips in einen Dip ein und gibt sie dir, natürlich zwischen seinen Lippen. Dann reinigen seine Lippen deinen Bauch und er genießt dein Stöhnen, während er drüberfährt.

Um seinen Gaumen zu reinigen, nimmt er eine frische Orange und presst sie über deinen Brüsten aus. Er saugt den Saft von deinen Brustwarzen und füttert dich mit dem Rest der Frucht in seinem Mund, deren Fleisch du sogleich aussaugst.

Der Hauptgang kommt in zwei Teilen. Zuerst sprüht er ein wenig Schlagsahne zwischen deine Beine und leckt die Sahne lüstern von dir, während du auf jede Empfindung Acht gibst. Er beißt nicht, sondern schnappt zärtlich danach und sorgt mit seiner Zunge dafür, dass du Lustschreie von dir gibst.

Er sieht dich mit gierigem Grinsen an. Langsam und gezielt streicht er ein wenig Erdnussbutter zwischen deine Beine und träufelt weich geschmolzene Schokolade über seinen Phallus. Ihr bewegt euch hungrig in die 69er-Stellung, damit du vorsichtig die Schokolade abschlecken kannst, während er sich auf die Suche nach Erdnussbutter macht.

Zähl keine Kalorien! Die wirst du gleich danach abarbeiten, wenn du noch etwas ganz anderes konsumierst.

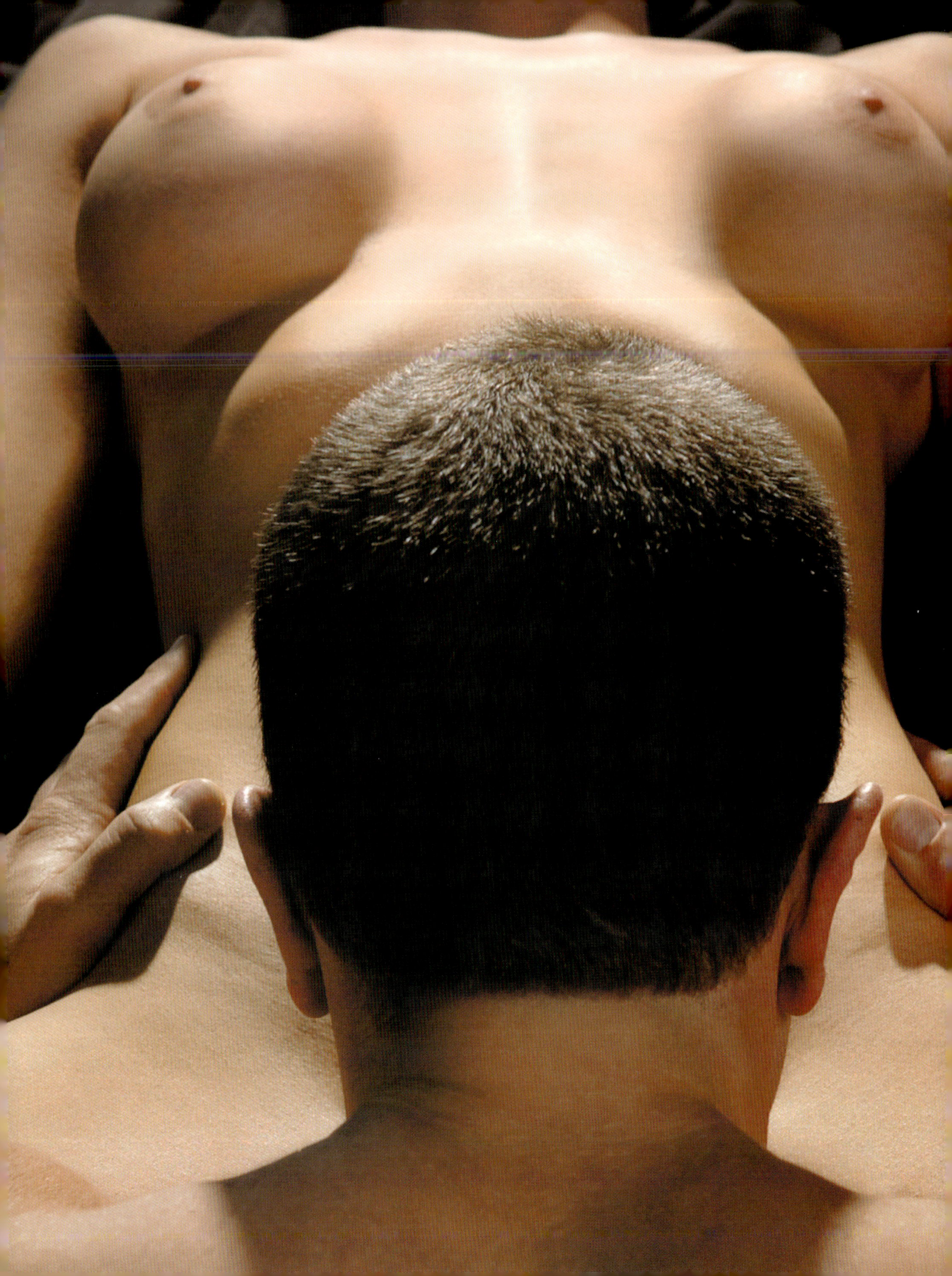

TEIL ZWEI:

Der Quickie-Orgasmus

„Schnelle Hilfen“

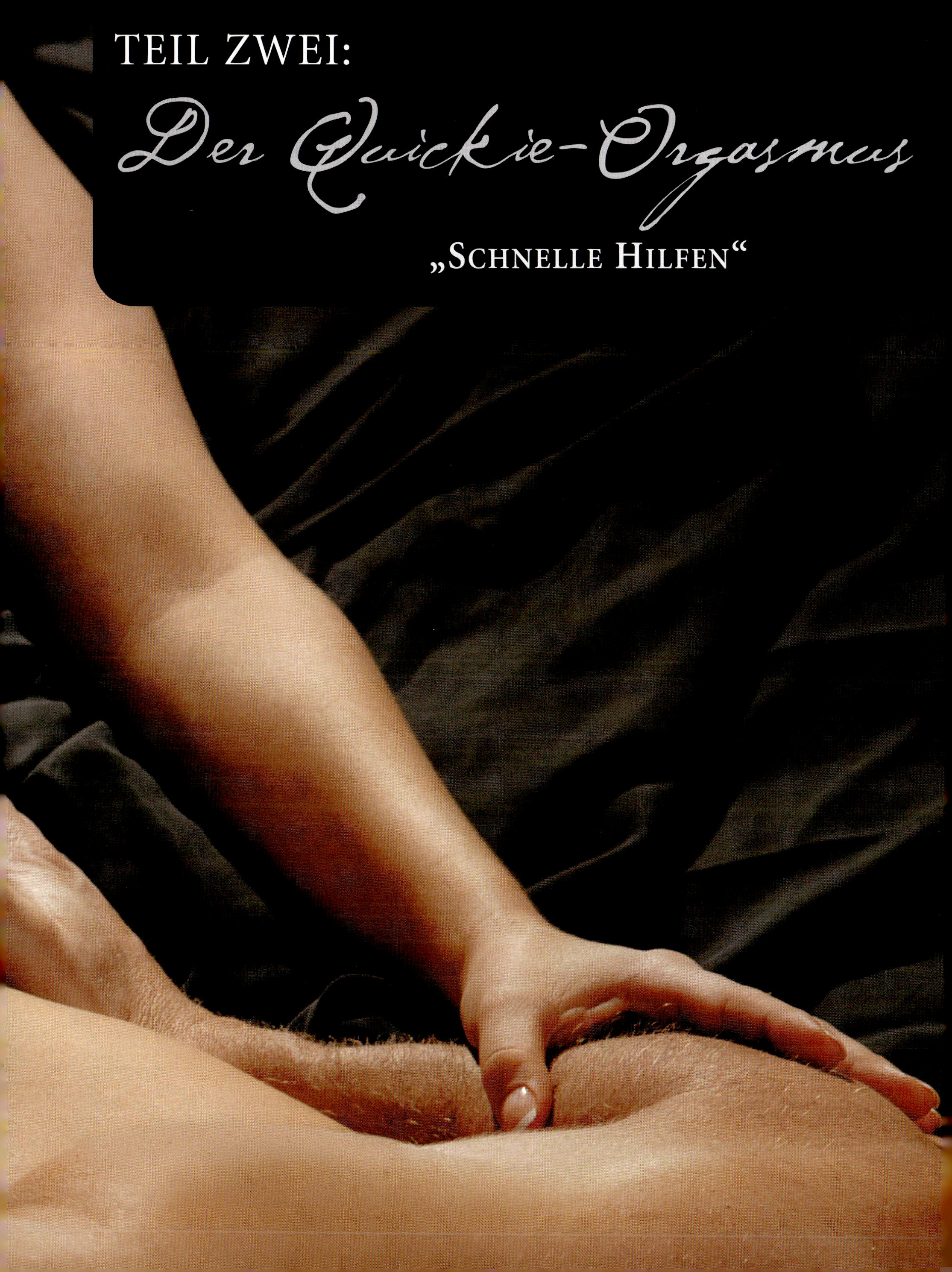

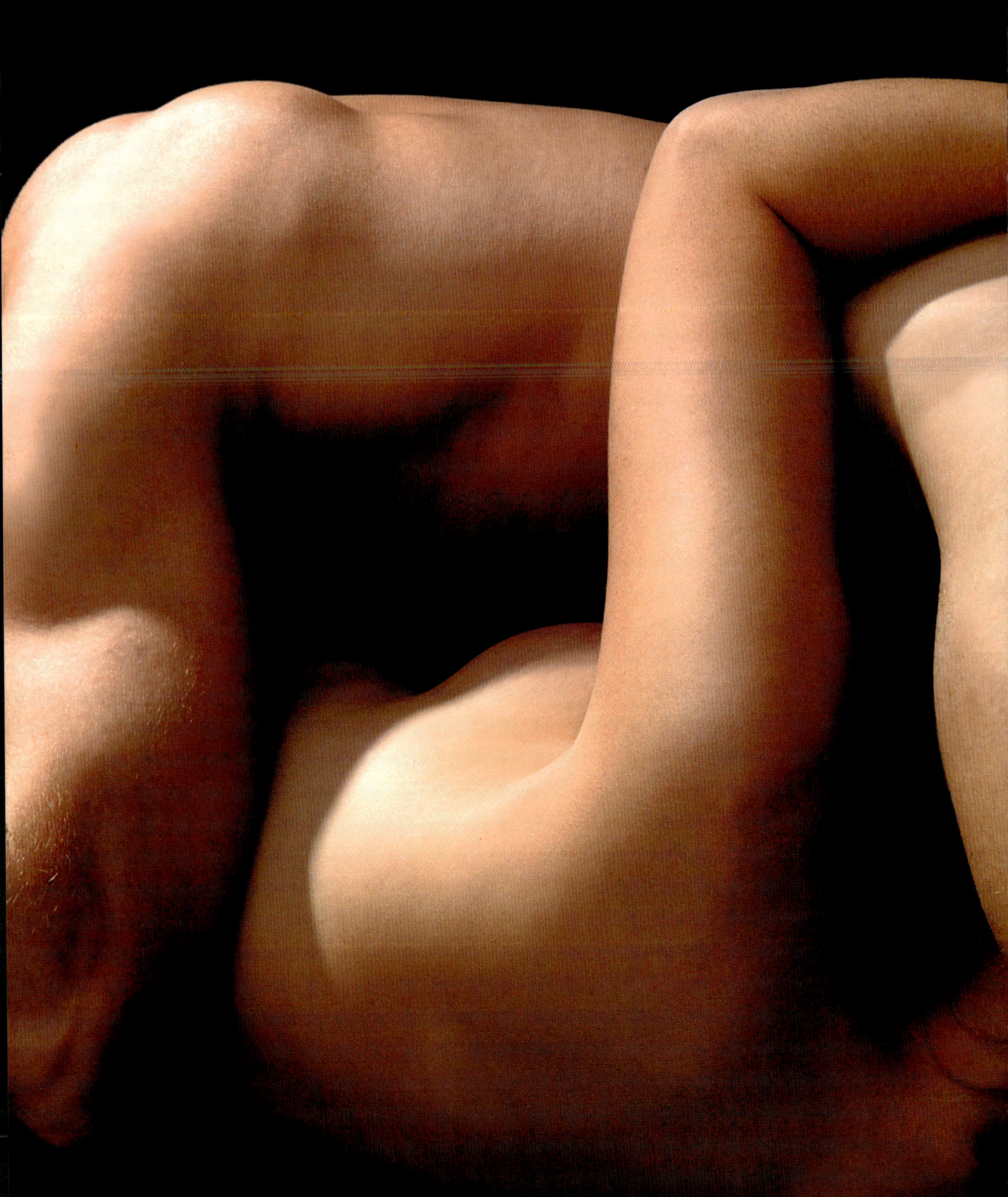

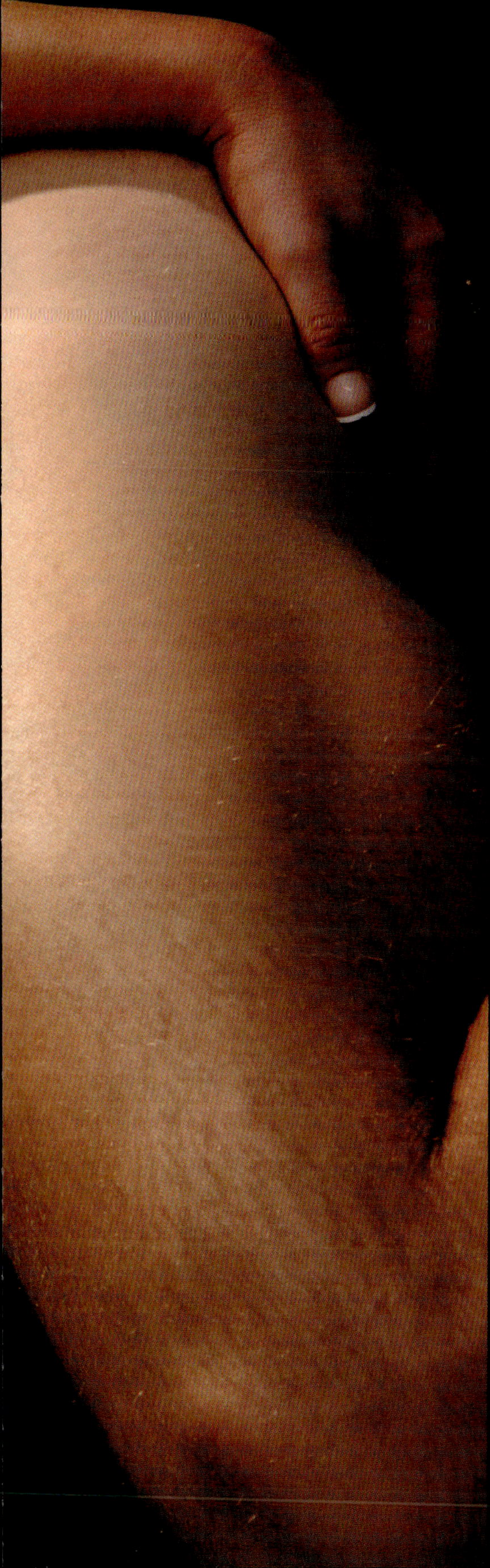

6

Der Quickie-Orgasmus: Freuden unter der Gürtellinie

Das Orgasmus-Quiz

Die Franzosen nennen ihn *la petite mort*, „kleiner Tod". Die Wurzeln des Wortes liegen im griechischen Orgasmus, was soviel bedeutet wie reif werden, anschwellen und lustvoll sein. Autoren in der Romantik bezeichnen ihn als etwas „Bebendes".

Lassen wir die Lyrik beiseite – ein Orgasmus ist nichts Anderes als eine Reihe rhythmischer Kontraktionen von der Dauer von drei bis zwanzig Sekunden, wobei die ersten drei bis sechs Kontraktionen jeweils weniger als eine Sekunde dauern. Du spürst die Kontraktionen in der Vagina, im Schließmuskel und in der Gebärmutter.

Manche Frauen erleben Orgasmen von einer Minute und mehr. Es gibt sogar Frauen, die davon berichten, postorgasmische Kontraktionen zu spüren, besonders in der Gebärmutter, manchmal bis zu 24 Stunden (!) später. Nach dem Orgasmus zieht sich das Blut in den beteiligten Körpergegenden langsamer zurück, weshalb Frauen im Gegensatz zu Männern schneller den Orgasmus erreichen und wiederholen können.

Der Orgasmus ist das dritte von vier Stadien sexueller Erregung, wie die Sexualforscher Masters und Johnson festgestellt haben: Begehren, Erregung, Orgasmus und Erlösung. Während der Erregung steigt die Blutzufuhr in die Vagina und sorgt für Feuchtigkeit und das Anschwellen der inneren und äußeren Schamlippen sowie der Klitoris.

Du weißt, was du willst: Ein Orgasmus ist zuverlässig, bringt Erleichterung, ist einfach und macht Spaß. Wie sieht es aber mit deiner Orgasmusfähigkeit aus?

Die Fragen helfen dir als Startpunkt. Hier geht es nicht um einen Test, es gibt auch keine richtigen oder falschen Antworten.

1. Schreib alle Arten auf, wie du zum Orgasmus kommst, sei es nun Oralsex, Masturbation, Streicheln durch den Partner, Verkehr oder anderes.
2. Unterscheiden sich deine Orgasmen voneinander, je nach Art der Technik, die du verwendest? Kannst du diese Unterschiede in Worte fassen?
3. Wie oft kommst du überhaupt beim Liebesspiel zum Höhepunkt?
4. Hattest du oder hast du manchmal multiple Orgasmen?
5. Hattest du je einen extragenitalen Orgasmus, also einen Orgasmus, der durch die Erregung anderer körperlicher Bereiche erzielt wurde?
6. Hast du je einen Orgasmus in anderen Körperbereichen als den Genitalien verspürt?
7. Sei so genau wie möglich, wenn du beschreibst, welche Art der Stimulation, Druck und Ausmaß, nötig ist, um dich zum Höhepunkt zu treiben.
8. Wie beeinflussen deine Gefühle gegenüber deinem Partner deine Orgasmen?
9. Wie beeinflussen die Orgasmen deines Partners deine eigenen Orgasmen?
10. Gibt es eine besondere erogene Zone (außer den Genitalien), die, wenn sie gleichzeitig mit den Genitalien erregt wird, beim Orgasmus eine Rolle spielen?

Beim Orgasmus spielen sowohl körperliche als auch psychologische und emotionale Faktoren eine Rolle. Die Erfahrung eines Orgasmus variiert je nach Art der sexuellen Aktivität, der Nähe, die du zu deinem Partner empfindest und anderen Bedingungen. Deine Antworten auf die zehn Fragen helfen dir, ein besseres Bewusstsein dafür zu entwickeln, wie du einen Orgasmus bekommst, und zeigen dir, wie sehr du dein orgasmisches Potenzial durch bestimmte Ansichten und Verhaltensmuster eingeschränkt hast.

Ich denke, dass du öfter und intensiver zum Orgasmus als bisher kommen kannst. Was hält dich auf? Zwei Dinge: Der Glaube, dass du es nicht schaffen könntest, und der gleiche Ansatz wie bisher.

Die Macht der Klitoris

Obwohl immer wieder der G-Punkt als dein erotisches Epizentrum gilt, ist es eigentlich die Klitoris, die über das meiste Potenzial an Vergnügen beim Sex verfügt. Bei den meisten Frauen ist die Klitoris der sensibelste Bereich in ihren Genitalien. Der K-Punkt (von Klitoris) hat mehr Nervenenden als jede noch so erogene Zone deines Körpers.

Die Klitoris ist ein knopfgroßes Organ gleich unterhalb der Spitzen deiner inneren Schamlippen, wo der Kopf der Klitoris oft teilweise oder ganz von der klitoralen Haut bedeckt wird, einer Hautfalte. Der Schaft wird großteils von den Schamlippen bedeckt und setzt sich in den Schambereich deines Körpers hinein fort.

Die Klitoris reagiert äußerst sensibel. Wenn eine Frau erregt ist, dann zieht sich die Klitoris zurück zum Schambein und die Schamlippen schwellen an, was die Klitoris erigiert wirken lässt. Aus diesem Grund wird die Klitoris manchmal mit einem Penis verglichen.

Auf Grund ihrer geringen Größe und versteckten Lage war die Klitoris – bis zu einem gewissen Grad ist sie es auch heute noch – von Mythen umgeben. Tatsächlich wissen die meisten Kerle, wenn es um weibliche Sexualität geht – und das werden nahezu alle Frauen bestätigen –, mehr darüber, was unter der Haube eines Motors als was sich unter der Haut einer Klitoris ist. Obwohl nur weniger als ein Drittel aller Frauen während des Sex ohne klitorale Selbstbefriedigung einen Orgasmus bekommt, trauen sich viele nicht, danach zu fragen, und haben Angst davor, ihren Partner herabzusetzen, wenn sie sich während des Aktes selbst berühren. Nur wenige Männer fragen ehrlich: „Was kann ich tun?"

Verschiedene Theorien diesbezüglich waren und sind in und außer Mode, mit einigen Schulen, besonders der von Freud, die von einer Überlegenheit des vaginalen oder nicht-klitoralen Orgasmus ausging. Diese Ansicht hat vielen Frauen in ihren Beziehungen mit Männern geschadet.

Die Klitoris ist der Schlüssel zum Orgasmus. In fast jeder Frau ist sie eine Quelle des Vergnügens. Tatsächlich ist sie für die meisten Frauen etwas ganz Ähnliches wie ein magischer Knopf. Einige Frauen berichten etwa Folgendes über ihre Klitoris:

Eine 41-jährige Frau, die seit 13 Jahren verheiratet ist, erzählt: „Ich hatte nie einen Orgasmus durch den Verkehr. Ich traf Frank, als ich 28 Jahre alt und bereits zehn Jahre sexuell aktiv war. Ich hatte zahlreiche Liebhaber, die mich mit verschiedenen Techniken und unterschiedlichem Ausmaß an Ausdauer liebten, aber ich hatte mit keinem von ihnen einen Orgasmus. Nachdem Frank und ich eine Weile verheiratet waren, hatten wir ausreichend Vertrauen, um die richtige Art klitoraler Stimulation zu besprechen und auszuarbeiten, damit ich endlich zum Orgasmus kam."

Eine 27-jährige Frau, die keinen dauerhaften Partner hat, sagt: „Ich hatte niemals einen vaginalen Orgasmus, also einen Orgasmus, der nicht direkte klitorale Stimulation beinhaltete. Ich fühle mich am sichersten, einen Orgasmus zu bekommen, wenn ich mich selbst stimuliere, da ich einen bestimmten Rhythmus und Druck benötige. Manchmal schafft es ein Liebhaber mit seiner Zunge, was ich sehr heiß finde! Wenn ich Verkehr habe, dann bevorzuge ich Stellungen, bei denen ich mich selbst an der Klitoris berühren kann. Auf diese Weise kann ich einen Orgasmus während des Aktes haben und auch richtig genießen!"

Eine 33-jährige geschiedene Frau: „Ich werde leicht orgasmisch, was sicher vor allem eine Frage des Glücks ist. Ich kann während des Sex Orgasmen haben, ohne meine Klitoris selbst berühren zu müssen. Manchmal mag ich es aber, mich während des Verkehrs selbst zu stimulieren und auf diese Weise zu kommen. Dadurch wird der Orgasmus schneller und intensiver, so als ob er von verschiedenen Körperstellen aus entstünde."

Auf Grund ihrer geringen Größe und ihrer versteckten Lage war die Klitoris – bis zu einem gewissen Grad ist sie es auch heute noch – von Mythen umgeben.

Fingerfertigkeit

Möchtest du deine sexuelle Reaktion beschleunigen? Am besten hilft regelmäßige Masturbation. Vor einigen Jahren ließ die Zeitschrift Playgirl Diane Grosskopf 1207 Frauen untersuchen. Okay, Playgirl ist nicht wirklich ein wissenschaftliches Blatt, aber die Resultate sind so deutlich, dass man sie nicht ignorieren kann.

Masturbation war das bewährteste Mittel, um einen Orgasmus zu bekommen. Das kulturell am tiefsten verwurzelte Symbol von Männlichkeit, der Penis, ist nicht allein für die ultimative sexuelle Erfüllung zuständig.

Gewöhnt euren K-Punkt an schnelle Reaktion durch Übung – eure Hand zeigt euch den Weg. Aspekte wie Unerfahrenheit, Hemmungen und Angst können deine Fähigkeit diesbezüglich einschränken oder einen Orgasmus ganz verhindern, aber das bekannteste Mittel ist so einfach, dass es zu wenig Beachtung findet – massier deine Klitoris! Wie wir auf den nächsten Seiten sehen werden, geht es um Reibung, welcher Art auch immer. Erst klitorale Stimulation führt fast immer zum Orgasmus.

Die Forschung zeigt auch, dass, je öfter du zum Orgasmus kommst, du ihn umso leichter erreichst. Das Gerücht ist also wahr: Frauen, die es sich regelmäßig selbst besorgen, brauchen weniger Zeit, um erregt zu werden, und haben zahlreichere Orgasmen, erhöhtes sexuelles Verlangen.

Zusätzlich lernen Frauen, die masturbieren, sich beim Sex auf ihre Gefühle zu konzentrieren. Die meisten Frauen sind viel zu sehr damit beschäftigt, ihren Partner zu befriedigen, oder denken an ihre Unfähigkeit, einen Orgasmus zu bekommen. Diese Ablenkungen werden durch regelmäßige Masturbation weniger.

Alles in allem: Masturbation ist wichtig und der erste Schritt in deinem Drei-Schritte-Programm, orgasmischer zu werden.

Folge diesen Schritten, um den Prozess einzuleiten, der dich leichter zum Orgasmus kommen oder dich schneller werden lässt.

1. **FANG ENTSPANNT AN.** Nimm ein warmes Bad oder trink ein Glas Wein. Versichere dich, dass du allein und ungestört bist: Schalt das Telefon aus, schließ die Tür ab und wenn die Kinder da sind, dann beschäftige sie mit irgendetwas und sag ihnen, dass du nicht gestört werden willst. Wenn deine Kinder sehr jung sind, warte, bis sie schlafen, und sorg dafür, dass jemand nach ihnen sieht. Die meisten Frauen beginnen damit sich rücklings hinzulegen, die Beine angewinkelt, wobei sie das meiste oder alles ihrer Kleidung ausgezogen haben.
2. **FANTASIERE.** Erinnere dich an aufregenden Sex oder führ dir deine Lieblingsfantasie vor Augen. Wenn du einen Anreiz brauchst, schau dir Magazine an, lies eine erotische Geschichte oder schau dir einen Film für Erwachsene an. Erlaub dir selbst, dich deinen Fantasien hinzugeben.
3. **SEI SINNLICH.** Stell dir für einen Moment vor, blind zu sein und mit deiner Hand abzutasten, wie dein Körper aussieht. Berühr Bereiche, die empfindsamer sind als andere. Schau dir deine Genitalien mit einem Spiegel an (besonders wenn du sie noch nie genau gesehen hast) und streichle die verschiedenen Teile, damit du herausfindest, was sich besonders gut anfühlt. Find und berühr deine inneren und äußeren Schamlippen, deine Klitoris, deine Vagina, deinen Damm – das ist der Bereich zwischen Vagina und Anus.

4. **BERÜHRE.** Nimm einen oder zwei Finger und streichle rhythmisch über die verschiedenen Bereiche deiner Scham, konzentriere dich vor allem auf Klitoris und Schamlippen. Probier verschiedene Arten von Druck, Geschwindigkeit und Bewegung. Versuch Finger auf beide Seiten der Klitoris auf und ab zu bewegen, während du mit zwei Fingern die klitorale Haut kreisförmig massierst.
5. **ENTDECKE.** Denk immer daran, dass wir alle unterschiedlich gebaut sind und dementsprechend auch unterschiedliche Genitalien haben und deine Methode, dich selbst zu befriedigen, nicht unbedingt die gleiche sein muss wie die anderer Frauen. Das macht nichts, solange du dazu fähig bist, es auch in das Liebesspiel mit deinem Partner miteinzubringen. Versuch verschiedene Arten und Geschwindigkeiten. Entdecke sanftere und schnellere, wie auch langsamere Bewegungen oder jede Kombination, die sich gut anfühlt. Für einige Frauen fühlt es sich besser an, um die Klitoris herum zu massieren, als direkten Druck darauf auszuüben.
6. **REIZ DICH.** Bau deine sexuelle Stimulation auf und halte sie, bevor du sie ein wenig zurücknimmst und kurzzeitig damit aufhörst. Das Schöne an dieser Achterbahnmethode ist, dass die Erregung so intensiv wird, dass du – wenn du dann doch loslässt – einen Wahnsinnsorgasmus haben wirst. Hör auf deinen Körper. Er wird dir sagen, wie es ihm am besten gefällt.
7. **ATME.** Inmitten wilder Leidenschaft hast du vielleicht keine Lust, auf deinen Atem zu achten, aber die Art, wie du atmest, kann das Ausmaß deines Orgasmus beeinflussen. Halt den Atem nicht an. Atme tief, aber schnell, während deine Erregung dir dabei hilft, die sexuelle Energie zu entladen, anstatt sie zu bekämpfen.

Wenn du spürst, dass du gleich kommen wirst, versuche kräftiger und bewusster als sonst zu atmen. Du wirst die Spannung sowohl in deinem ganzen Unterleib als auch in deinem Oberkörper steigern und die Ekstase intensivieren. Wenn du das tust, spann und entspann auf rhythmische Weise deinen PC-Muskel (siehe auch Seite 83, was die Übungen mit deinem Beckenboden betrifft).

Die meisten Kerle wissen, wenn es um weibliche Sexualität geht – und das werden fast alle Frauen bestätigen –, mehr darüber, was unter der Haube eines Motors als unter der Haut einer Klitoris ist.

8. **ÜBERWINDE DEINE GRENZEN.** Wenn deine Hand müde wird, versuch einen Vibrator. Wenn du am Rande des Orgasmus bist, es aber nicht ganz schaffst, heiz deine Fantasie an, indem du an einen wirklich heißen Film denkst. Du kannst für zusätzliche Stimulation sorgen, indem du andere erogene Zonen streichelst: deine Brustwarzen, dein Becken oder jeden Bereich, der sich geil anfühlt
9. **REITE AUF DER WELLE.** Auch wenn du gerade kommst, hör nicht auf mit der Stimulation. Nimm die Stimulation während den ersten extrem sensiblen Augenblicken nur ein wenig zurück, aber mach damit weiter, um diese lustvollen Nachwehen zu spüren. Dein erster Orgasmus fühlt sich vielleicht ein wenig wie eine geplatzte Seifenblase an, aber lass dich nicht entmutigen und über weiter.
10. **BLEIB DABEI.** Lass dich nicht entmutigen, stell dir vor, erfolgreich zu sein, und dann wirst du es mit ausreichend Übung auch werden. Studien belegen, dass eine positive Einstellung zu deinem Reaktionsvermögen auch dafür sorgt, dass dein Körper besser reagiert. Vielleicht willst du ja auch einige der folgenden Hilfsmittel versuchen:

    Vibratoren nehmen dir einiges an Handarbeit ab und bieten direkte, intensive Stimulation deiner Klitoris.

    Wasser hilft vielen Frauen dabei, zu lernen, wie sie sich selbst befriedigen können. Leg dich in eine Badewanne, spreiz deine Beine und halt den Duschkopf direkt vor deine Vagina, damit das Wasser deine Klitoris erreicht.

    Variere den Druck, die Massage und die Temperatur. Möchtest du etwas Intensiveres? Dann setz dich in einen Whirlpool.

    Dildos können sich als lustvoller Begleiter bei deiner Masturbation herausstellen, da sie zur vollen Penetration verwendet werden und auch den G-Punkt erreichen können.

Wenn du öfter Sex hast, und sei es auch nur ein kleines Date mit dir selbst, dann wirst du immer besser werden und es immmer mehr genießen können. Es ist eine chemische Frage – die Kommunikation zwischen deinen Gehirnzellen beschleunigt und intensiviert sich, da die Impulse einen gut definierten und bekannten Weg gehen. Übung macht die Meisterin.

Hier noch ein paar Tipps.

1. Studien haben bewiesen, dass erotische Höhepunkte durch Masturbation mehrere Stunden dauern können. Beschleunige die Sache, indem du deine Finger ranlässt, noch lange bevor dein Liebhaber bei dir ist. Was, wenn du in Stimmung bist, aber er nicht da ist? Du hattest dieses lustvolle Rendezvous mit dir selbst – was spricht dagegen?

    Wenn du lieber wartest, bis er bei dir ist, dann funktioniert dieser Ansatz dennoch. In einer Umfrage gaben 95 Prozent der Männer an, dass es sie anmacht, wenn sie zusehen, wie ihre Partnerin sich selbst verwöhnt. Es nimmt ja auch ein wenig Druck von ihm.
2. Für manche Frauen ist es zu intensiv, wenn sie die Klitoris sofort berühren. Damit das nicht passiert, drück Zeige- und Mittelfinger auf eine der Seiten deiner äußeren Lippen und drück mit deinen Fingern in einer Kreisbewegung um die klitorale Erhöhung.
3. Wenn du dich nur darauf konzentrierst, ihn zu verwöhnen – gefällt ihm das? ist er scharf auf mich? –, dann wirst du dich nur ablenken und dein eigenes Vergnügen einschränken. Denk dran, dass dein eigenes Vergnügen auch zu seinem Vorteil sein wird.

Die Lust gegenseitiger Masturbation

Wenn du dich daran gewöhnt hast und darin Meisterin wurdest, dich selbst zum Orgasmus zu bringen, zieh in Erwägung, deinen Liebhaber in das Spiel miteinzubeziehen, wie es etwa diese Frau getan hat:

„Ryan hatte eines Nachts keine Lust auf Sex, also fragte ich ihn, ob es ihn stören würde, wenn ich stattdessen mich selbst befriedigen würde", erzählte mir Jessica. „Er tat gelassen, aber ich wusste, dass er fasziniert war", sagte sie. „Ich wollte das schon seit Jahren, aber ich dachte immer, dass ich peinlich aussehen würde oder zu selbstsüchtig wirken würde, wenn ich einen Orgasmus wollte, während er zusehen musste. Plötzlich waren meine Hemmungen fort.

Ich saß mit meinem Rücken gegen die Kopflehne, meine Beine gespreizt, die Knie aufgestellt. Ich nahm beide Brustwarzen zwischen meine Finger und drückte sie sanft, danach massierte ich sie mit meinen Fingern. Dann fuhr ich mit meinen Händen Richtung Vagina, während ich meinen Körper streichelte. Ich öffnete stöhnend meine Lippen und spreizte meine Finger leicht zu einem V entlang meiner Klitoris. Ryan beobachtete mich mit glänzenden Augen.

‚Fass deinen Schwanz an!', sagte ich zu ihm. Er folgte mir wie in einer erotischen Trance. Wir masturbierten bis zum Höhepunkt, sahen uns dabei zu, und beobachteten uns im Spiegel. Es war eine unglaublich erotische Erfahrung, die uns noch tagelang lächeln ließ."

Viele Frauen denken, Masturbation sollte etwas Intimes bleiben und eigentlich sollten Paare überhaupt nicht masturbieren. Für viele Männer steht der Anblick ihrer Frauen, wie sie es sich selbst besorgen, aber ganz oben auf ihre Sexwunschliste.

„Wir masturbierten bis zum Höhepunkt, sahen uns dabei zu, und beobachteten uns im Spiegel. Es war eine unglaublich erotische Erfahrung, die uns noch tagelang lächeln ließ."

Welche Gründe sprechen dafür?

- Zu sehen, wie jemand sein Geschlecht verwöhnt, ist eine einzigartige, äußerst erregende Erfahrung.
- Die Lust des Partners steckt den anderen an und bereitet ein Ausmaß an Erregung, das bei alleiniger Masturbation nicht möglich wäre.
- Selbstbefriedigung steigert die Intimität zwischen Partnern.
- Beide können ihre eigenen Körper ganz nach Belieben entdecken, während die Gegenwart des anderen bereits für Erregung sorgt.
- Nichts zeigt dem Partner genauer, was dir gefällt. Wenn deine Bedürfnisse sich geändert haben, aber der Sex mit deinem Partner gleich geblieben ist, leg eine kleine Show hin, anstatt darüber zu sprechen.
- Es ist außerdem ein toller Eisbrecher, um dich danach selbst zu stimulieren, wenn du gerade Sex mit deinem Partner hast.

Für mehr Abwechslung verwende außerdem einen Vibrator, zuerst, um damit zu masturbieren, und später gelegentlich auch während des Verkehrs.

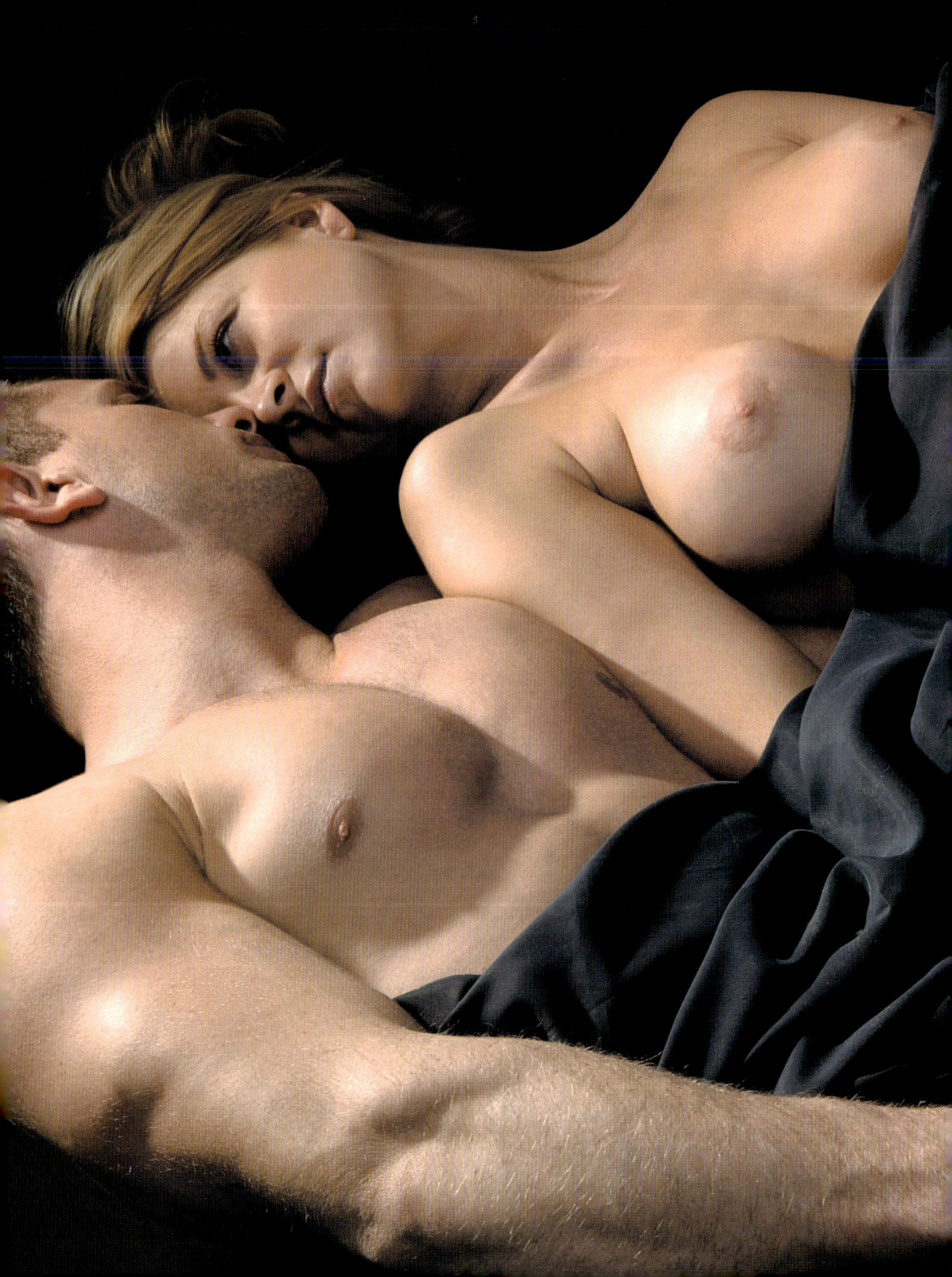

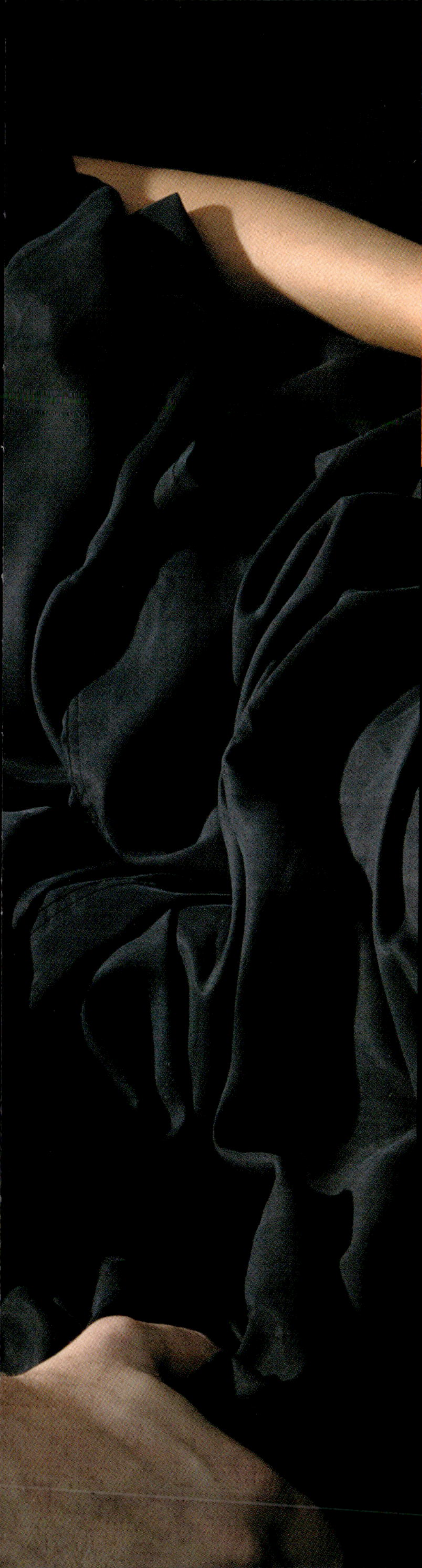

QUICKIE

GEGENSEITIGE MASTURBATION

DEINEN LIEBHABER ZU BETRACHTEN WÄHREND IHR EUCH GEGENSEITIG BEFRIEDIGT, KANN EINE SEHR EROTISCHE ERFAHRUNG WERDEN. DIE LUST DES EINEN STEIGERT DIE LUST DES ANDEREN UND SCHAFFT EINE INTENSIVERE ERREGUNG, ALS WENN WIR DABEI ALLEINE SIND.

LIEGESTÜTZE FÜR DEINE VAGINA

Verwende folgende Techniken, um deinen Orgasmus besser hinzubekommen.

Die Pubococcygeus-Muskelgruppe (PC), die den Beckenboden unterstützt, ist jene, die sich verkrampft, wenn du einen Orgasmus hast. Die Klitoris hängt an diesen Muskeln, also sollten sie in Topform sein, dann wird der PC auch stärker kontraktieren und für längere und intensivere Orgasmen sorgen.

Die folgende Übung, genannt Kegels (nach dem Erfinder), ist eine einfache Möglichkeit, deine PC-Muskeln zu stärken. Keiner sieht was, also hör nicht auf, den Muskel anzuspannen, auch wenn deine Chefin die Jahresbilanzen vorträgt.

> Spann jenen Muskel an, den du bewusst verwendest, um deinen Harndrang zu unterdrücken.
> Halte ihn für zwei Sekunden und entspann ihn wieder.
> Wiederhol das Ganze 20 Mal, mach es drei Mal täglich.

Tipp: Führ die Übung während des Sex durch, spann den Muskel an, wenn er seinen Penis herauszieht, und entspann den Muskel, wenn er in dich stößt.

berühre

QUICKIE
Abenteuer im Hotel

Du glaubst, ihn in der Hotelbar nur für einen Drink nach der Arbeit zu treffen. Du fragst den Oberkellner, ob er schon da ist. Dieser gibt dir eine Notiz und den Schlüssel für ein Zimmer. Auf der Notiz steht: „Dieser Schlüssel öffnet die Tür zu einem erotischen Abend, den du nicht verpassen willst. Folge deinem Herzen nach oben." Das Zimmer ist dunkel. Er steht plötzlich hinter dir, umarmt dich zärtlich am Bauch und küsst dich von hinten. Der Sex-Kanal läuft im Fernseher und du siehst das lustvolle Treiben eines Pärchens am Tennisplatz. Es ist lustig und sexy zugleich. Er holt Seidentücher aus seiner Tasche und fesselt deine Hände hinter deinem Rücken. Dann nimmt er noch ein Seidentuch und verbindet deine Augen. Er öffnet eine Flasche Wein, die er beim Zimmerservice bestellt hatte, du kannst das Geräusch des Korkens hören.

Er zieht die Tagesdecke vom Bett und wirft die Decken zur Seite – du kannst hören, wie seine Finger über den Seidenstoff der Bettwäsche fahren, und stellst dir vor, wie sie über deine Haut streicheln. Er führt dich ins Badezimmer, wo er bereits den Heizkörper aufgedreht hat. Der Raum ist hitzig und er beginnt, dich durch deine Kleidung hindurch zu berühren. Du kannst seine Erregung spüren. Er kniet vor dir, hilft dir aus den Schuhen und fährt unter deinen Rock, um dein Höschen herunterzuziehen. Er küsst deinen Bauch und deine Lenden, hört, wie du sanft stöhnst.

Er öffnet die Probeflasche Körperöl auf der Ablage und cremt dich überall von deinen Zehen bis zu deinen Lenden ein. Sobald du gründlich eingeölt bist, lässt er seine Hände von dir und dich zurück in einem Stadium höchster Begierde. Er sagt dir, wie aufregend es ist, mit dir fort von zu Hause Sex zu haben.

Er führt dich zum Bett und hält dein Weinglas, damit du davon nippen kannst. Wenn etwas daneben geht, umso besser – er leckt es einfach sauber. Er entfernt die Augenbinde, damit du deine restlichen Sachen und auch ihn ausziehen kannst.

Ihr seht euch eine Weile an, was am Bildschirm abgeht. Der Rhythmus der beiden kann nicht länger ignoriert werden und schon bald seid ihr miteinander verschmolzen und hört nichts, außer den Schlag eures Herzens und euren beschleunigten Atem.

Nun darf er die Augenbinde tragen. Erstaunlich, wie sehr jede Berührung deiner Hand und deines Mundes sich intensiviert, wenn er nichts sehen kann.

„Was möchtest du, dass ich tue?" fragst du.

„Hör niemals auf, mich zu berühren", keucht er inbrünstig. Du kriechst nach unten und nimmst seine Männlichkeit in den Mund, während das Zimmer sich zu drehen beginnt.

verspielt

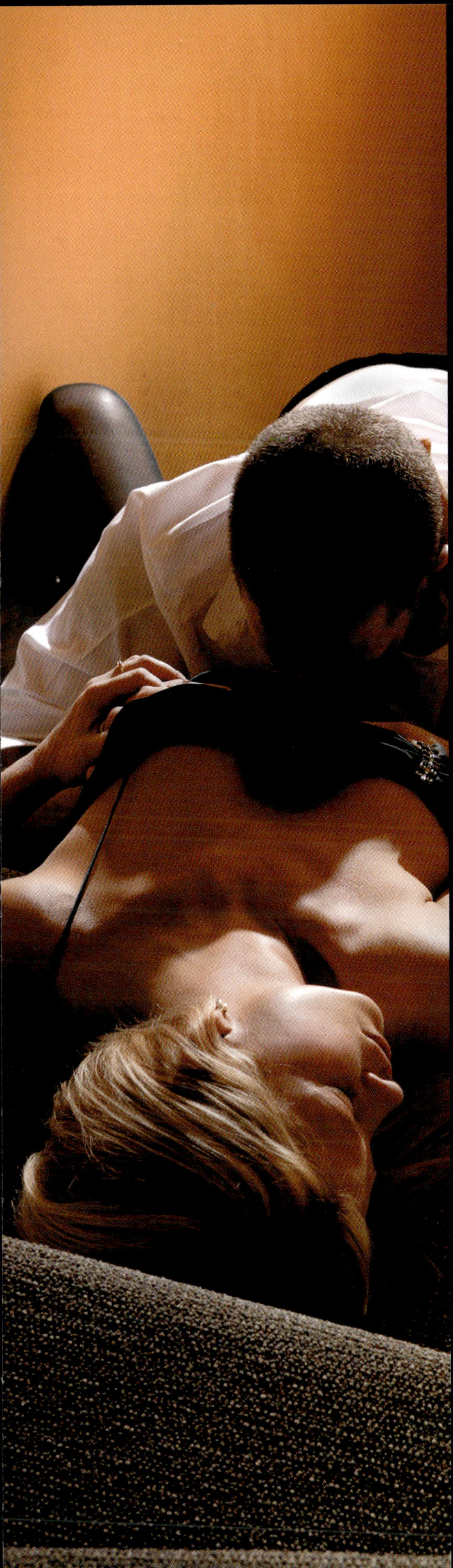

7

Der Quickie-Orgasmus: Sex im Kopf

Lass deiner Fantasie freien Lauf

Denkst du beim Sex an deine Einkaufsliste? Das wird dir nicht passieren, wenn ihr es gerade mitten im Park tut. Aber wichtig ist: Wenn du beim Sex abgelenkt wirst, war es das mit deinem Orgasmus.

Es gibt Beweise, dass positive Ängste die sexuelle Erregung durch Konzentration steigern können. Das funktioniert genauso, wie wenn du dich in Gefahr befindest und diese Gefahr alle deine Sinne schärft.

Fantasien werden oft mit intimen Filmen vor unserem inneren Auge verglichen. Forscher glauben, dass sexuelle Fantasien zu den wenigen wirklich universellen Dingen auf dieser Welt gehören, also sowohl für Männer wie auch Frauen gelten, wobei einige dieser Tagträume nichts anderes als Gedanken im Fluss sind, während andere wahre Kassenschlager sein können.

Ein Mann erwischt einen kurzen Blick auf die Schenkel einer Frau, als sie gerade ihre Beine übereinanderschlägt, und stellt sich kurz vor, wie sie nackt ist und ihre Beine um ihn schlingt. Eine Frau zündet sich Kerzen an, legt ein wenig Jazz auf und stellt sich vor, von ihrem Tischler richtig wild rangenommen zu werden. Wir alle haben sexuelle Fantasien.

Die verschlungenen Pfade unserer Fantasien wurzeln in der Kindheit. Dr. John Money, einer der führenden Sexualforscher und Pionier in der Untersuchung sexueller Fantasien, ist der Meinung, dass ihr Ursprung in der Zeit vor der Pubertät liegt, zwischen fünf und acht Jahren. In der Pubertät tauchen sie dann wieder auf.

Das Kind, das oft an den Füßen der Mutter gespielt hat, wird vielleicht ein Teenager, der von den Beinen eines Cheerleaders träumt, und vielleicht ein Erwachsener, der stolz auf seine Beine ist. Schöne Frauenbeine spielen später in seinem Leben vielleicht eine wichtige Rolle in seinen Fantasien.

Am leichtesten entstehen unsere Fantasien durch klassische Konditionierung, genauso wie die berühmten Pawlow'schen Hunde zu sabbern begannen, wenn sie eine Glocke läuten hörten.

Fantasien, die auch einen Orgasmus beinhalten, werden besonders betont, damit sie beim nächsten Mal noch erregender sind. Diesbezüglich schmücken und verändern wir unsere Fantasien. Sie sind wie in Entstehung befindliche Serien. Szenarien, die nicht für Erregung sorgen, werden ausgegrenzt.

Viele haben Lieblingsfantasien, jene Szenarien, die sie immer wieder und wieder packen können. Fantasien, ob nun Gewalt oder Wiederholungen, sind nur dann Besorgnis erregend, wenn sie sexuellen Ausdruck hemmen, anstatt ihn zu fördern. Dies gilt für die wenigsten Fantasien. Tatsächlich wissen wir, dass Fantasien definitiv ein wichtiger Bestandteil unseres sexuellen Repertoires sind.

Sexuelle Fantasien sind keineswegs ein Zeichen unerfüllter Sexualität, vielmehr stehen sie für ein gesundes und glückliches Sexleben. Frauen mit den meisten sexuellen Problemen fantasieren am wenigsten und jene, die sehr leicht zum Orgasmus kommen, lassen ihrer Vorstellungskraft gerne freien Lauf. Die drei häufigsten Fantasien von Frauen sind:

QUICKIE

69

OB NUN ANSTATT EINES QUICKIES ODER ALS VORSPIEL FÜR EINE HEISSE NUMMER – BEIDE PARTNER WERDEN 69 GARANTIERT GENIESSEN.

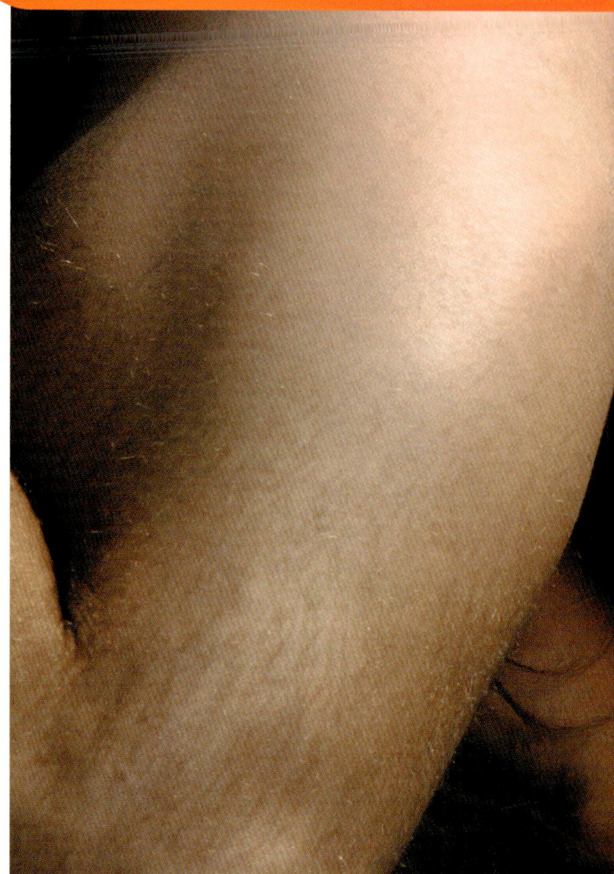

1. Neue und „verbotene" Vorstellungen. Dies beinhaltet ungewöhnliche Orte, fragwürdige Partner wie etwa Fremde oder Verwandte und akrobatische Höchstleistungen.

2. Szenen sexueller Unwiderstehlichkeit. Hierbei liegt die Betonung auf der Macht der Verführung. Die Frau überwindet ihre anfängliche Gleichgültigkeit durch magneti-

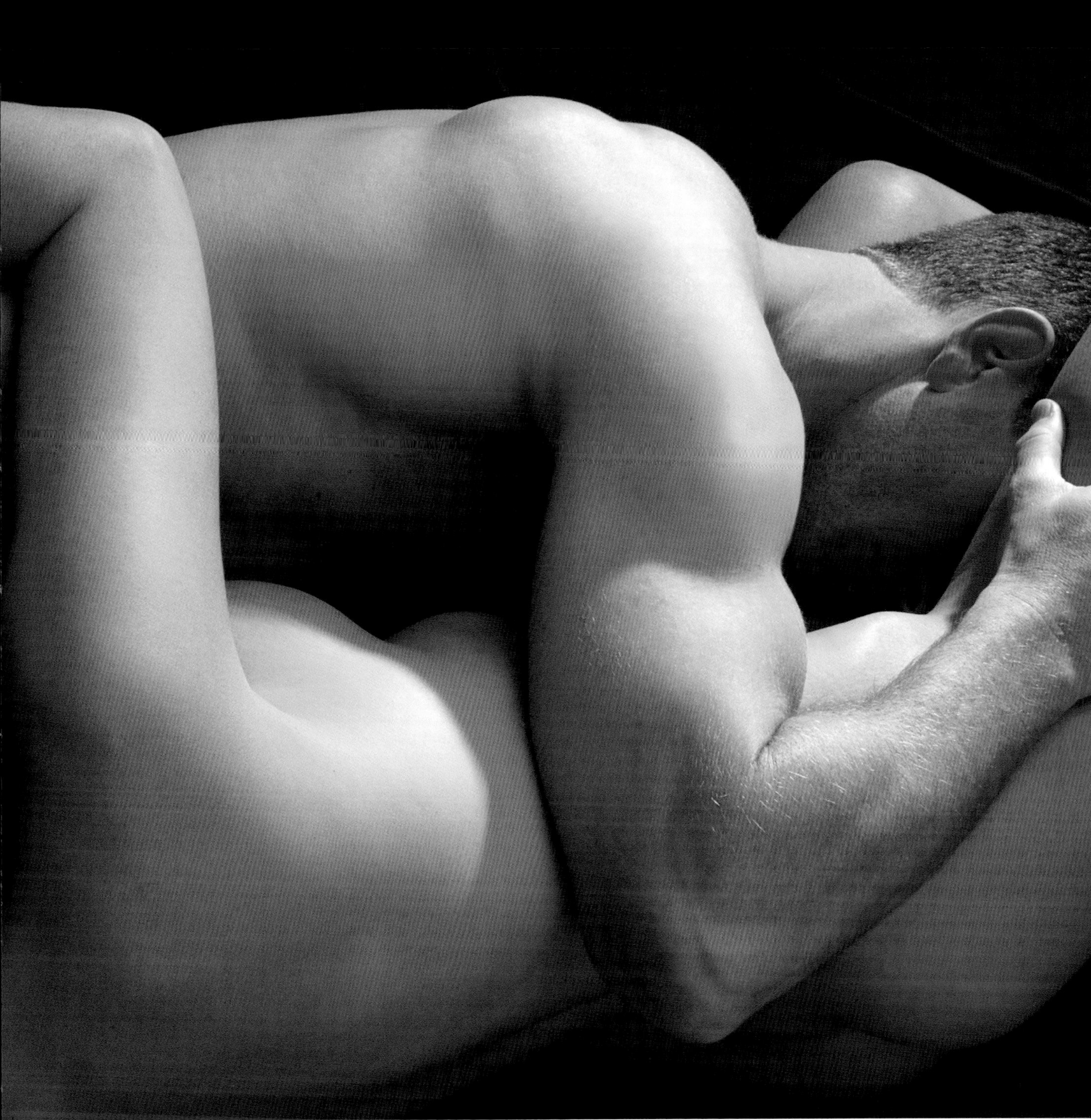

sche Anziehung. Oder die Unwiderstehlichkeit schlägt sich in Zahlen nieder, wenn die Frau von Gruppensex träumt.

3. Dominanz und Unterwerfung. Sexuelle Macht wird als Ritual erlebt – in sadomasochistischen Aktivitäten – oder durch Gewalt wie in Vergewaltigungsfantasien. Derartige Fantasien kommen überraschend oft vor. Es gibt Studien, die zeigen, dass 51 Prozent der Frauen davon träumen, zum Sex gezwungen zu werden, während ein Drittel sich vorstellt: „Ich bin eine Sklavin, die ihrem Herren dienen muss."

Baldige Freuden

Hier Beispiele für weibliche Fantasien.

„Ich schlafe nackt und erwache, weil ich eine Zungenspitze spüre, wie sie über meine Stirn streicht, meine Nase, bis zu meinen Lippen, wo sie verharrt. Ich öffne meine Augen und sehe einen gut gebauten Mann, der sich über mich lehnt und mich mit gierigen Augen ansieht. Ich bin ein wenig ängstlich, dann gewinnt die Lust. Mein geheimnisvoller Mann findet schnell seinen Weg zu meinen Brüsten und er fährt fort damit, mich langsam mit seiner Zunge zu entdecken, hinunter zu meinen Brüsten, von meinen Brustwarzen über meinen Bauch hinunter zu meiner feuchten Öffnung.

Er küsst zuerst meinen Hals und saugt dann an meinen Brustwarzen, zuerst sanft und dann immer härter, je lüsterner er wird. Er schlägt die Decke ganz zurück, hebt meine Knie ein wenig in die Höhe, während er weiter meinen Körper küsst, bis zwischen die Lenden und hin zu meiner Klitoris. Nachdem ich heftig komme, steigt er über mich und liebt mich wie wild. Danach steht er plötzlich auf, zieht sich an und lässt mich zurück. Ich schlafe wieder ein.“

„Wir sind auf einer Party und diese Schönheit kommt auf mich zu und sagt: ‚Ich möchte mit dir und deinem Mann nach Hause gehen.‘ Sie verbringt das Wochenende mit uns, ganz in Seide gekleidet und ruhig, nett anzusehen, mit einem scharfen Verstand und etwas Neckischem in ihren Augen. Sie küsst uns beide tief und sinnlich, wir schlafen abwechselnd mit ihr.

„Als sie sich ankleidet, um uns wieder zu verlassen, halt ich sie auf, schieb ihr Kleid runter und berühr sie zwischen den Beinen, bis sie wimmert. Mein Mann beobachtet uns und wird von unserem Anblick total erregt – ich bin angezogen, sie ist nackt. Wir bitten sie noch zu bleiben und sie erklärt sich zu drei weiteren Nächten bereit. Während dieser Nächte ist sie unsere Geliebte. Mein Mann nimmt sie von hinten, sie schauen sich selbst dabei im Spiegel zu, während ich indessen masturbiere. Sie nimmt mich ran, während er uns zusieht und sich selbst befriedigt. Jede Nacht kommt sie in unser Zimmer, mit offenem Haar und aufgerichteten Brustwarzen, dass wir wissen – sie will uns. In der letzten Nacht schlüpft sie aus dem Zimmer in ihren Raum und winkt uns, sie zu verfolgen und ihre wie auch unsere Fantasien mit ihr auszuleben.“

fantasiere

„Ich fantasiere über Sex mit dem Geschäftspartner meines Mannes. Wir sind auf dem Parkplatz ihres Geschäftsgebäudes. Er küsst mich zuerst, ich sage Nein, aber ich küsse zurück. Er zerrt mich auf den Rücken seines Lasters und ich reiße ihm die Kleider vom Leib. Er hebt meinen Rock, dreht mich um und besteigt mich. Was für ein heißer Gedanke!"

„Ich habe eine Fantasie, dass ich bei meinem Therapeuten bin, um etwas gegen meine schmutzigen Gedanken zu unternehmen. Während ich ihm meine Gedanken erzähle, wird er wahnsinnig erregt und rollt mit seinem Bürostuhl immer näher zu mir. Plötzlich ist er mir ganz nah und ich sehe seine wirklich tief-dunklen Augen, die mich furchtbar anmachen. Er lehnt sich zu mir und fragt mit tiefer Stimme, ob ich denn zu einer wirklich machtvollen Lösung bereit wäre. Das Wort ‚machtvoll' gefällt mir, da er mich mit seinen dunklen mysteriösen Augen ansieht, als er es sagt.

Ich nicke und fühle mich erregt. Er sagt mir, dass ich ein böses Mädchen sei und die einzige Möglichkeit, mich von meinen unreinen Gedanken zu erlösen, sei, sie sofort auszuleben. Während er mir diese Diagnose gibt, fährt er unter meinen Rock und versichert mir, dass es sein Job wäre, mir zu helfen. Er steigt aus seinen Hosen. Er wirft mich auf seine Couch und es zerreißt mich fast vor Lust, als er in mich fährt. Erst als ich mich wieder anziehe, bemerke ich bei einem Blick auf seinen Schreibtisch ein Manuskript zum Thema Sextherapie."

Es gibt Fantasien, die sind soft und romantisch, andere sind hart am Rande und beziehen sich auf Fremde, während es auch jene gibt, die gewalttätiger, sadomasochistischer Natur sind oder mit Gruppensex zu tun haben. Die Studien der letzten zehn Jahre haben gezeigt, dass sich Männer und Frauen in ihren Fantasien immer ähnlicher werden. Frauen erzählen öfter von sexuell aggressiven Fantasien als in der Vergangenheit.

Solltest du dich wegen deiner Fantasien sorgen? Am besten nicht. Viel eher ist es ein Grund zur Sorge, wenn du keine Fantasien hast! Fantasien helfen bei der Erregung, ermöglichen Orgasmen, indem Blockaden abgebaut werden können, und sie erlauben uns, Tabus zu brechen, ohne ein echtes Risiko eingehen zu müssen.

Lass es mich klarstellen: Dein Gehirn ist ein wichtiger Teilnehmer an sexuellen Erfahrungen. Mentale Ablenkungen können zu konfliktreichen, nicht-sexuellen Impulsen im Gehirn werden und dein Vergnügen schmälern. Lustvolle Fantasien hingegen können deine Libido ordentlich verwöhnen.

Unterm Strich: Lebhafte und ausführliche Fantasien gibt es nicht grundlos. Sie sind der zweite Schritt zur Verbesserung der Orgasmusfähigkeit.

Studien über Frauen mit guter Orgasmusfähigkeit (die zu 90 Prozent immer einen bekommen) haben gezeigt, dass sie wilden Sex oft stundenlang, manchmal sogar tagelang erwarten. In der Tat kann die Macht der Fantasie sehr erregend sein, was beweist, dass das Gehirn ebenso potent ist wie die sexuellen Organe deiner Genitalien.

Obwohl die meisten erotischen Gedanken relativ gewöhnlich sind, erlauben uns unsere kreativeren Fluchtversuche im Kopf, unsere Sexualität ohne Risiko auf körperliche Verletzungen oder soziale Ächtung zu entdecken. Stellt euch mal vor: Die Vorstellung von Sex mit deinem aktuellen Liebhaber ist eine populäre Fantasie, wenn du gerade keinen Sex hast, aber die Vorstellung, Sex mit einem neuen Partner zu haben, ist eine beliebte Fantasie während des Verkehrs.

Sportlichere Menschen haben öfter Sex, bessere Orgasmen und lustvollere Fantasien als die klassischen Fernsehjunkies.

Fantasie für Anfänger

Der fantasievolle Gedanke an Sex ist nicht immer intuitiv. Vielleicht glaubst du, dass die typische heiße Frau mit ihrem typischen heißen Liebhaber auf dem Bildschirm dich sofort in Stimmung bringen müsste, aber vielleicht solltest du viel eher den neuesten Action-Streifen ausleihen, um Lust zu bekommen.

Lange Zeit hatten die meisten von uns geglaubt, wir müssten entspannt sein, um Sex haben zu können. Aktuelle Forschungen zeigen aber, dass erhöhter Puls, schnellerer Atem und Muskeltätigkeit die Fähigkeit deines Körpers verbessern, erregt zu werden. Wenn du also keine Athletin bist, dann leih dir einen passenden Film. Währenddessen wird dein Körper scharf und du drehst dich zu deinem Freund mit diesem ganz speziellen hungrigen Blick.

Weitere Anregungen für dein Gehirn findest du im Buchladen. Lies Erotika. Frauen denken weniger oft an Sex. Doch je öfter du daran denkst, umso attraktiver wird er dir vorkommen. Und wenn es dir peinlich ist, im Buchladen beim Durchstöbern erotischer Literatur gesehen zu werden, bestell einfach und anonym über das Internet.

Jawohl, Bewegung ist gut für dein Gehirn und die Resultate fühlst du zwischen deinen Beinen. Du musst keine Olympionikin werden, versuch nur, ein wenig mehr zu tun. Sportlichere Menschen haben öfter Sex, bessere Orgasmen und lustvollere Fantasien als die klassischen Fernsehjunkies. Körperliche Aktivität hilft dir beim Steigern deines natürlichen Testosteron-Levels (was sowohl in Männern als auch in Frauen die Begierde erweckt) und sie unterstützt die Blutzufuhr in erogenen Zonen, wie etwa der Vagina, um die Empfindsamkeit zu verbessern. Regelmäßige Bewegung steigert deine Energie, was auch deiner Libido sehr gut tun wird.

Es ist außerdem sehr wichtig, dass du an deinen Sex-Appeal glaubst. Wenn du ständig der Meinung bist, dass du furchtbar aussiehst, wird deine Libido bestimmt nach unten gehen. Stell dich mehrmals in der Woche für ein paar Minuten nackt vor einen großen Spiegel und du wirst bestimmt etwas bemerken, das dir an dir gefällt – deine weiche Haut, die Form deiner Brüste oder dein beeindruckendes Haar. Wann immer du an einem Spiegel vorbeigehst, solltest du dir als Übung diese Vorzüge in Erinnerung rufen (anstatt dich darauf zu konzentrieren, was dir an deinem Körper nicht gefällt). Dadurch wirst du in deinem Körpergefühl viel selbstbewusster.

Wenn du dir manchmal den Druck abnimmst, unbedingt einen Orgasmus zu erreichen, kann das sehr befreiend und erotisch sein. Es ist eine Technik aus den Lehrbüchern anderer Sextherapeuten: Habt ganz bewusst keinen Verkehr oder Orgasmus für mehrere Tage oder sogar Wochen, während ihr die feineren erogenen Zonen eurer Körper herausfindet.

An heißen Sex nur denken zu können, zu flirten und sich zu necken, schafft jene Spannung, die irgendwann nicht mehr zu ertragen ist. Zögert es ein paar Tage hinaus. Inzwischen sammelt ihr großartige intime sexuelle Erfahrungen, die Lust auf mehr machen. Du kannst auch darauf hin trainieren, einen Orgasmus ohne Hände zu erreichen – fast. Du hörst kurz vor dem Höhepunkt mit der manuellen klitoralen Stimulation auf, sodass du dich auf die Empfindung seiner Stöße konzentrieren kannst, wenn du explodierst. Jedes Mal hörst du ein wenig früher mit der klitoralen Stimulation auf. Wenn du das regelmäßig machst, wirst du eine Meisterin, die keine Hände mehr dazu braucht.

Märchen, die wahr werden

Deine sexuellen Fantasien gehören zu den Grundpfeilern deines Sexlebens. Welche Form auch immer deine Fantasien annehmen, sie zu entdecken, kann ungeahnte Türen für das Verständnis deines Erregungszustandes öffnen und dir den Weg zu neuen erotischen Ausdrucksmöglichkeiten bereiten. Denk an deine Fantasien, egal ob sie lebhaft, zaghaft oder ein kleines bisschen beängstigend sind.

Versuch nicht zu sehr, deine Fantasien zu analysieren. Bleib offen und verurteil dich nicht selbst – hier geht es nicht um gut oder schlecht, denn die Gedanken sind frei. Um deine Fantasien auch zu nutzen, versuche Folgendes:

1. Schreib heiße Sex-Szenarien auf. Sei so kreativ wie nur irgend möglich, aber beschränke die Zahl der Figuren auf euch beide.
2. Wählt gemeinsam eine Szene, die ihr am aufregendsten findet. Setz deinen Partner nicht unter Druck, etwas zu tun, was ihm nicht gefallen oder peinlich sein könnte.
3. Spielt die Szene nach.

Tipp: Ganz egal, wie deine Fantasie aussieht und ob ihr sie auch auslebt, schau in die Augen deines Mannes, wenn du kommst. Das Bild deines Geliebten vor Augen in den Wellen der Leidenschaft ist ein unglaublicher Lustgewinn für die meisten Frauen.

Bevor du deine Fantasien mit deinem Partner teilst, denk an folgende Ratschläge:

1. Frag dich, wie gern oder ungern dein Partner über diese Art sexueller Aktivität denkt. Einige Menschen finden gewalttätige, aggressive Fantasien verstörend. Einige sind vielleicht nicht erfreut, wenn die Partnerin über Gruppensex fantasiert. Wenn man die Grenzen des anderen ein wenig erweitert, ist das gut so. Aber man muss umsichtig vorgehen.
2. Beginn das Gespräch mit einer Diskussion über Fantasien im Allgemeinen. Vielleicht willst du ja auch einige Stellen meines Buches deinem Partner vorlesen.
3. Versichere deinem Partner, dass er begehrenswert ist. Einige Fantasien können ihn eifersüchtig machen. Wenn du etwa davon träumst, mit jemand anderem Sex zu haben, vor allem wenn dieser Jemand auch heiß ist.

die anderen gehen da etwas Lockerer damit um. „Mein Lover und ich gingen manchmal in eine Bar, um zu sehen, mit wem wir ins Gespräch kommen können“, berichtete eine 36-jährige Frau. „Wir gingen nie weiter als bis zu einem Flirt, aber danach konnten wir nach Hause gehen und die Szene zu Ende spielen. Es lud die erotische Spannung, aber überschritt nie die Grenzen zur Realität. Wir verließen die Bar immer zusammen, nur wir zwei!“

5. Vergewissere deinen Partner, dass beim Ausleben eurer Fantasien kein Druck besteht . Vielleicht kommt ihr beide zu dem Schluss, dass das Ausleben eine gute Idee wäre, aber es sollte nicht in einen Zwang ausarten.
6. Denk immer daran, dass Teilen auf Gegenseitigkeit beruht. Der andere hat ein Recht zu sagen: „Das finde ich überhaupt nicht erotisch.“ Sei auch offen für die Fantasien deines Partners. Nicht nur du hast geheime Wünsche.

QUICKIE
Badewannen und Duschkabinen

„Ich bin fix und fertig, ich brauch ein Bad“, sagst du ihm, als du von der Arbeit nach Hause kommst. Du küsst ihn flüchtig und gehst ins Badezimmer, wo du das Wasser aufdrehst und dich ausziehst, ein wenig Badeöl ins Wasser gibst und in das warme, rauschende Wasser steigst.

Die Tür geht auf. „Was dagegen, wenn ich dir Gesellschaft leiste?“ fragt er. Er beugt sich über den Wannenrand, um dich zu küssen, du ziehst ihn näher an dich, umarmst ihn und sein blaues Arbeitshemd wird nass. „Hey!“ ruft er grinsend.

Du spritzt ihn nass. In gespielter Wut zieht er hastig seine Klamotten aus und du gibst vor, entsetzt darüber zu sein, als er nach dir taucht. Das Wasser spritzt auf den Boden und ihr dreht den Wasserhahn ab, damit ihr euch gegenseitig eintauchen könnt. Er beginnt Shampoo in deine Haare einzumassieren. Dann streichelt er deinen Hals und deine Schultern hinunter und massiert damit sanft deine Brüste. Mit einer Hand fährt er noch weiter nach unten, wo er deine Schamhaare einseift.

Du übernimmst nun und ölst seine Schenkel ein, fährst rauf und massierst seine Hoden und dann wieder zurück zu seinen Beinen. Du neckst ihn, verzierst die Eichel seiner erigierten Männlichkeit mit Seife, wischst sie sanft wieder ab, um das Ganze noch energischer zu wiederholen.

Er stellt dich auf die Beine, der Schaum rinnt an dir runter. „Wir müssen diesen Schaum abwaschen“, sagt er und dreht die Dusche auf. Er stellt die Düse ein und lässt drei kraftvolle Strahlen Wasser auf dich spritzen. Er hält dich so, dass dein Rücken an seine starke Brust reibt und das Wasser direkt auf deinen Brüsten landet, deinem Bauch, deiner Scham. Er fordert dich auf, die Beine zu spreizen, dann pumpt er das Wasser in

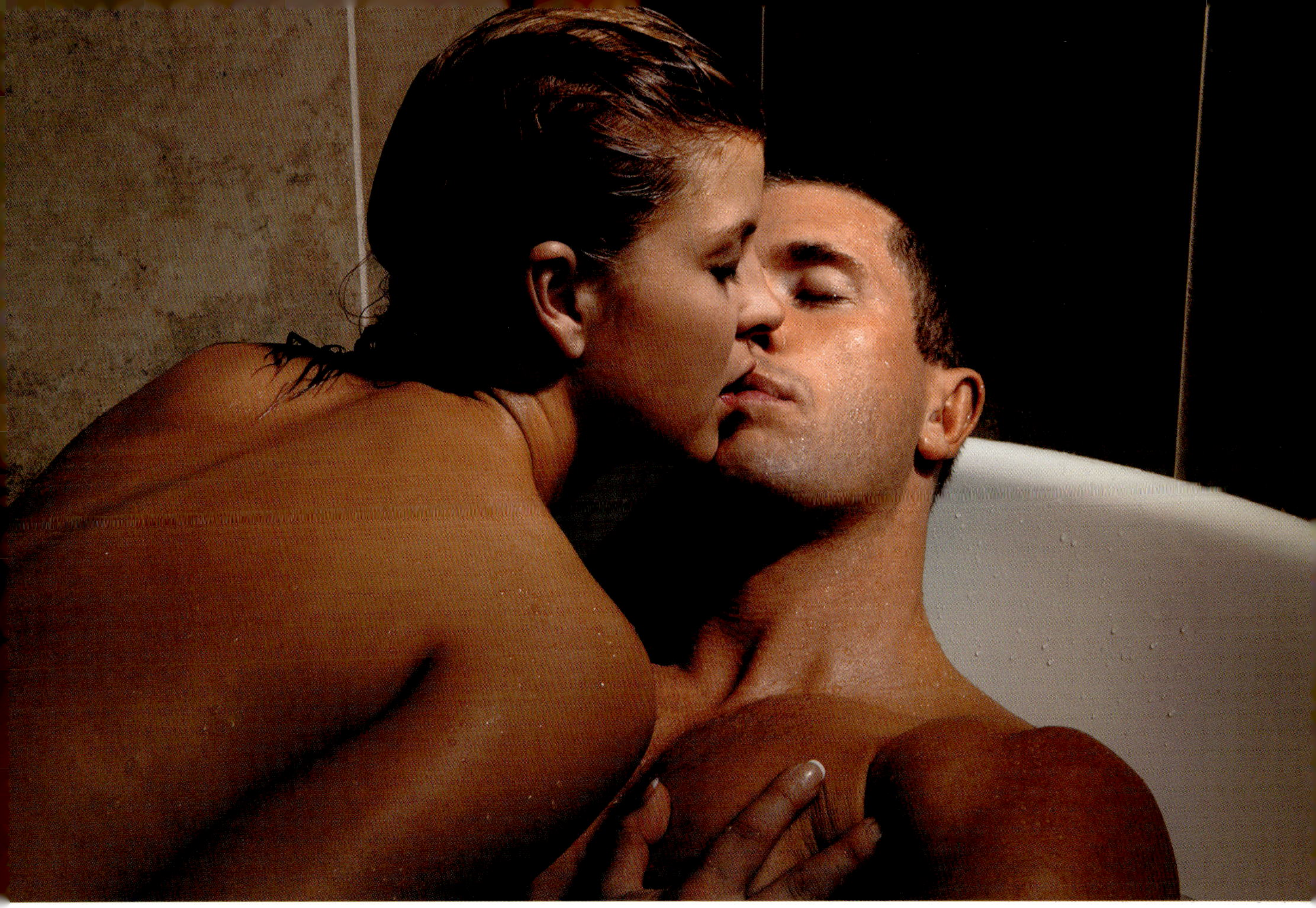

dich hinein, was dich stöhnend gegen ihn krümmen lässt. Du nimmst ihm den Duschkopf aus der Hand und drehst dich zu um, hebst seine Arme, um ihn darunter zu waschen, kitzelst ihn an den Rippen und verwöhnst ihn endlich auch mit Wasser, dort wo er es besonders gern hat, spritzt ihn von seinem prallen Penis bis zurück zu seinem Hintern voll.

Als ihr aus der Wanne steigt und euch in ein großes Badetuch hüllt, reibt ihr euch gegenseitig kurz trocken und genießt die Empfindungen und die Erregung, die sich durch das Gefühl von Haut an Haut steigert.

Er umfasst eine deiner Brüste. Der Raum ist dampfig, nicht nur wegen dem heißen Wasser. Dort, wo ihr steht, nimmt er dich an Ort und Stelle. Es ist für euch beide genauso heiß, wenn ihr trocken seid, vielleicht ein wenig heißer als vorhin im Wasser.

erregt

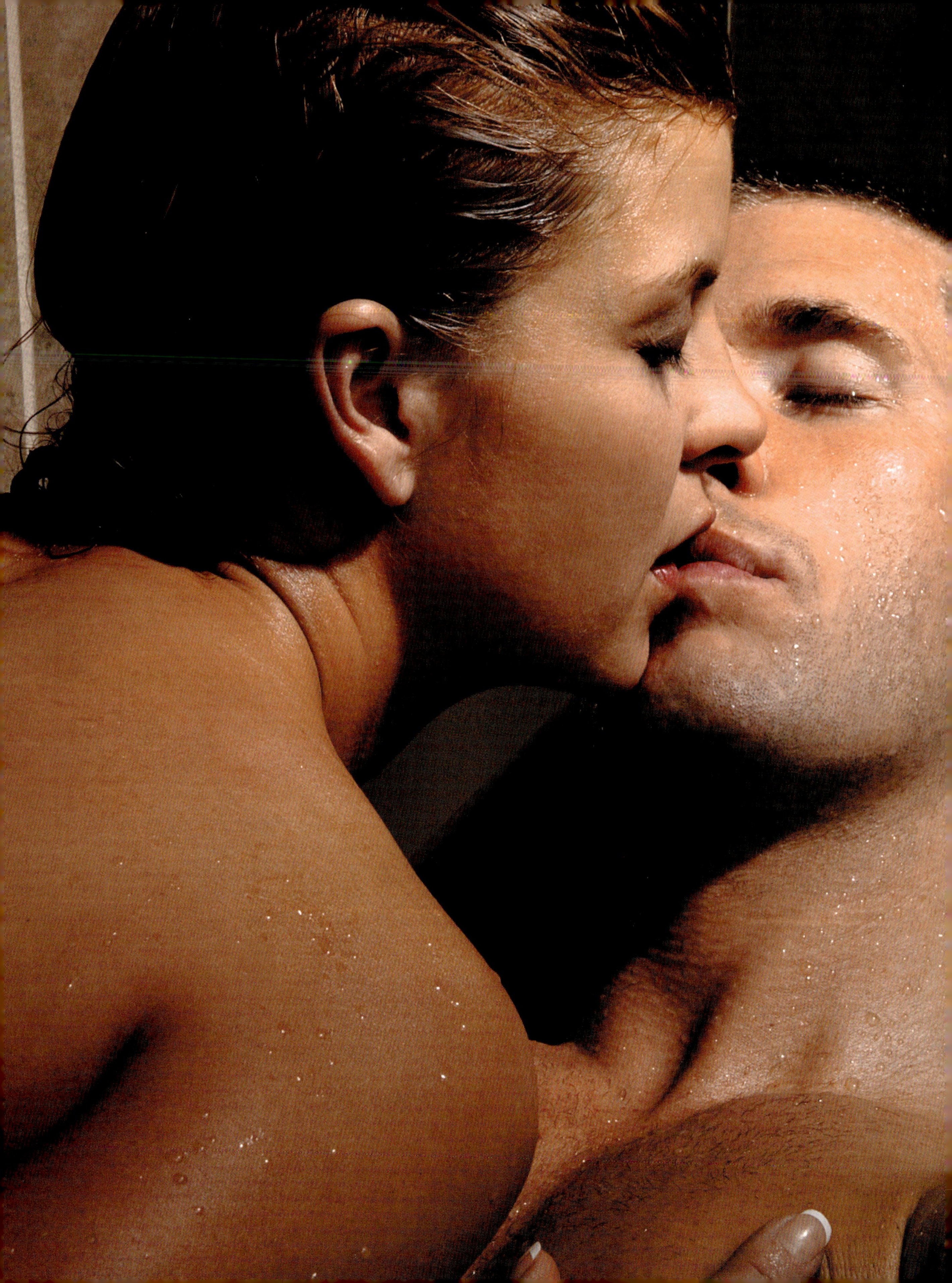

Die Frau gehört nach oben

Sex ist wie Tanzen. Es gibt Millionen von Bewegungen und die meisten davon sind unnötig. Wie beim Tanzen gibt es weder richtig noch falsch, es geht alles um die Bewegungen, die dir Lust bereiten. Wenn ihr also miteinander verschmelzt, geht es um die Stellung, die genau die richtigen Punkte in dir trifft, besonders den K-Punkt.

Mit dem richtigen Partner zur richtigen Zeit am richtigen Ort beinhaltet großartiger Sex Reibung und Fiktion. Fiktion ist der Film in deinem Kopf, Reibung ist der Kick, den dein Orgasmus durch Stimulation der richtigen Brennpunkte erhält.

Wie wir gesehen haben, ist das Erreichen eines Orgasmus nicht einfach nur ein Glücksfall. Sexy Gedanken und die richtige Stellung sind für maximale Reibung an der richtigen Stelle nötig.

Um deinen K-Punkt während eines Quickies oder bei normalem Sex zu stimulieren, ist es wichtig, dass du Verantwortung übernimmst. Quickie-Sex erfordert ein wenig Mut. Einige Frauen, die während des Sex Orgasmen erleben, versuchen unbewusst den Fokus auf ihren Klitoris-Bereich zu legen. Wenn du zu diesen Frauen gehörst, ist das exzellent. Wenn nicht, dann versuch dies zu üben, damit du auch die klitorale Stimulation bekommst, die du brauchst.

Auf diese Weise kriegen Männer ebenfalls, was sie brauchen, allerdings ist es für sie einfacher. Sie brauchen nur ihren Penis gegen die Wand der Vagina drücken und bekommen beim Verkehr die Stimulation, die sie brauchen. Das Prinzip funktioniert auch für dich, richte dich danach, wie du am meisten Stimulation bekommst.

QUICKIE

AM KAMIN

WENN DIE FRAU AUF IHM SITZT, KANN SIE DIE TIEFE DER PENETRATION UND DIE ART DER STÖSSE KONTROLLIEREN, WÄHREND DER MANN VISUELL ERREGT WIRD, WEIL ER IHR ZUSEHEN KANN, WIE SIE SICH RHYTHMISCH BEWEGT UND IHR GESICHT LUSTVOLL VERZERRT.

Wenn ihr Sex an einem anderen Ort habt, so ist nicht immer eine ideale Stellung möglich. Der Lustmoment ist hoffentlich den Kompromiss wert. Für einen schnellen Orgasmus solltest du wann immer es geht auf ihm sitzen, deinen Körper zu ihm hinunterbeugen und deinen Lustpunkt gegen sein Becken drücken.

Der Schlüssel zur Befriedigung ist die Stimulation in einer Stellung, bei der deine Lustpunkte erreicht werden. Du musst einen Rhythmus entwickeln.

Es ist nichts dabei, auf ihm zu sitzen, es hat vielmehr einen großen Vorteil – es gibt dir die Möglichkeit der Kontrolle und deshalb auch größere Bewegungsfreiheit.

Reit ihn

Wenn du ihn reitest, kontrollierst du die Tiefe der Penetration und die Art der Stöße. Du kannst die Intensität der Reibung und die Geschwindigkeit beeinflussen. Du kannst außerdem von einer Seite zur anderen wippen oder noch schamloser sein und dich dabei nach vorne beugen, um mit deinen Brüsten seine Brust zu berühren, vielleicht sogar mit ihnen drüberstreichen, vor und zurück, wodurch deine Brustwarzen erregt werden. Und du kannst natürlich auch nach unten greifen, um dich selbst zu stimulieren.

Für eine weitere Dimension erotischer Freuden kannst du dich dabei auch zurücklehnen und mit deinen Händen abstützen, während du deine Klitoris fest gegen seinen Beckenknochen drückst. Einige Frauen legen sich kurz vor dem Orgasmus flach über ihren Liebhaber, drücken ihre Schenkel zusammen und rollen ihre Klitoris in ihn.

Eine weitere Bewegung wäre, deine Hüften waagrecht zu bewegen – statt der (oder zusätzlich zur) Auf- und Abbewegung. Dadurch erhält auch er die gleiche Reibung und Empfindung, während du gleichzeitig deine Klitoris in seine Hüftgegend drückst, was dich sehr wahrscheinlich zum erotischen Wahnsinn treiben wird.

Ein weiterer Vorteil der Reiterstellung ist, dass er dich dabei ansehen kann, wenn du vor Lust vergehst. Er sieht dich beim Orgasmus, während deine Hände frei sind und deinen Körper streicheln, halten, kratzen und bewegen können. Gespräche mit Männern bestätigen es – dies ist die visuell anregendste Stellung für sie, da sie deine Brüste verwöhnen und dein Gesicht beim Höhepunkt sehen können.

Eine weitere lüsterne Variante der Reiterstellung ist es, wenn du auf seinem Penis kniest. Deine Knie befinden sich auf dem Bett, deine Füße innerhalb seiner Beine, meist auf seinen Knien. Greif nach dem Leintuch auf beiden Seiten seines Kopfes, spann deinen Hintern an und beweg dein Becken auf und nieder in kleinen engen Bewegungen.

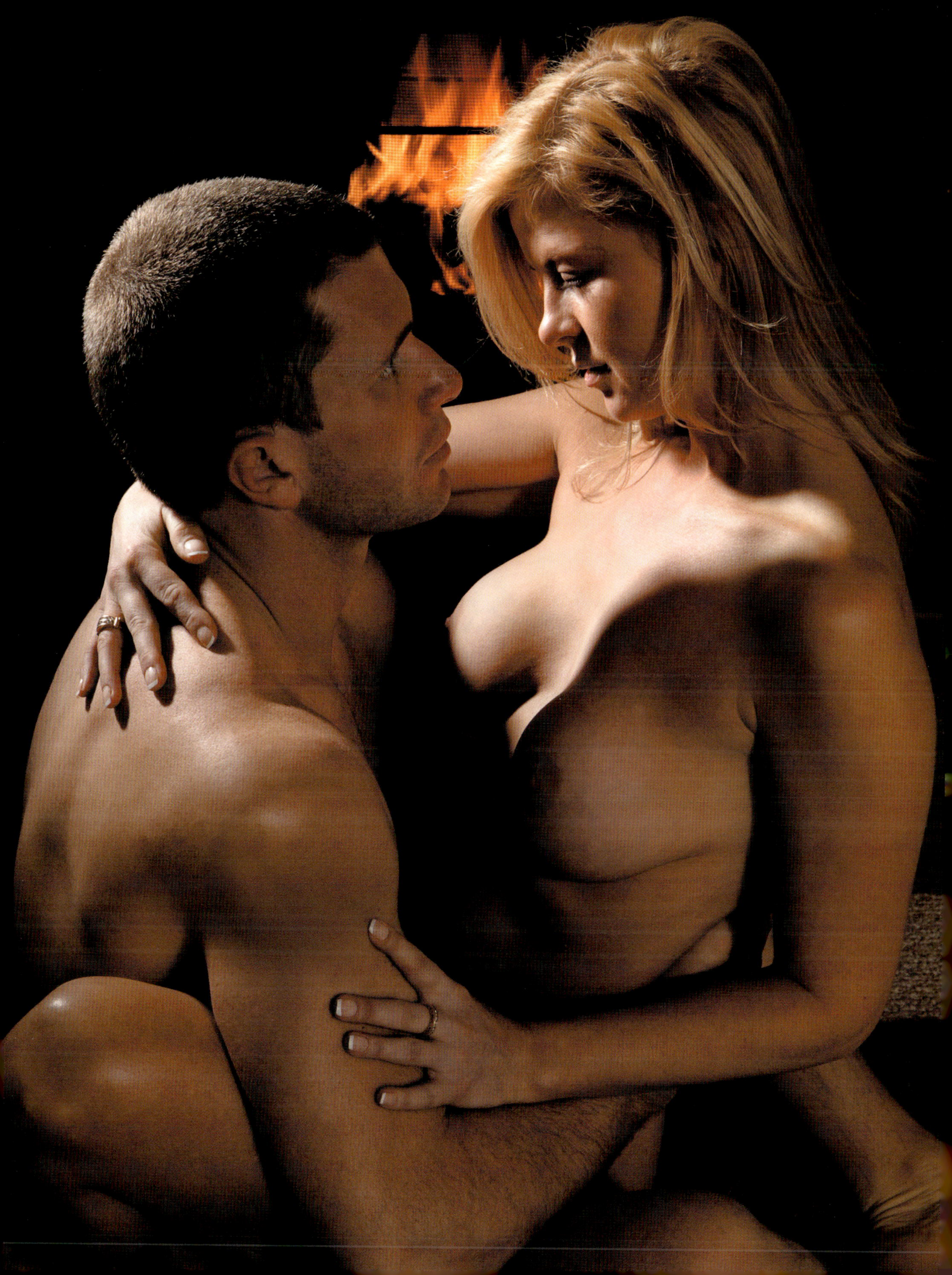

Wenn du nach den Leintüchern greifst und seine Beine als Steigbügel benutzt, verhilft diese Quasi-Cowgirl-Kombination zu ausreichend Gleichgewicht, damit du deinen regelmäßigen Rhythmus nicht verlierst. Außerdem kannst du umso besser deine Klitoris gegen seinen Beckenknochen reiben.

Es kann dein Liebhaber aber auch Folgendes tun: Er liegt auf dem Rücken und rutscht vom Bett, bis er nur noch mit Kopf und Oberkörper auf der Matratze liegt, seine Beine stehen am Boden und stützen ihn. Du stehst mit gespreizten Beinen über ihn und bewegst dich auf und ab. Dadurch hast du völlige Kontrolle über Winkel, Geschwindigkeit und Tiefe der Stöße und außerdem verfügst du dabei über Bewegungsfreiheit, weil du dein eigenes Gewicht stützen kannst. Halt deine Beine angespannt, weil deine Knie ein wenig weich werden können.

Noch eine Möglichkeit der Reiterstellung wäre es, wenn er auf dem Rücken liegt und dabei ein Bein ausstreckt und das andere abbiegt, sodass sein Knie nach oben schaut. Diese Stellung funktioniert tatsächlich hervorragend!

Du blickst zur Seite und setzt dich auf seinen Penis, während du dich an einem abgewinkelten Knie stützen kannst. Diese glühende Verschmelzung bringt dich ins Zentrum der Lust: Die regelmäßigen Stöße inklusive ständige Berührung deiner Klitoris mit seinen Innenschenkeln werden dich zum Schreien bringen. Und mit seinem Bein, das dir bei der Balance hilft, kannst du dich richtig gehen lassen.

Es gibt noch zahlreiche andere Varianten. Der Punkt ist, dass gewöhnlicher Verkehr selten ausreicht, um zum Orgasmus zu gelangen. Für eine schnellere orgasmische Reaktion solltest du das Ganze mit einer Stellung ergänzen, die zu direkter klitoraler Stimulation führt, gewöhnlich durch seine oder deine Hand.

Wenn du auf ihm bist, kann dir das mehr einbringen! Du erhältst klitorale Stimulation. während du dich beim Verkehr bewegen kannst und dich auch leichter selbst zusätzlich zu berühren vermagst.

Folgendes erzählt eine Frau in ihren Vierzigern über ihre Erfahrungen:

„Das ist eine fantastische Stellung für eine Frau, die weiß, wie man einen Mann befriedigt. Mein Sexleben hat sich unglaublich verbessert, seit ich diese Stellung perfektioniert habe. Ich kann meinem Mann dabei in die Augen schauen, vor allem, wenn ich komme. Mein Mann hat mir erzählt, dass seine erste Frau immer mit geschlossenen Augen gekommen ist. Er fühlte sich ziemlich veräppelt, weil sie ihre Verletzlichkeit vor ihm versteckt hatte. Ich benutze meine Hände. Kerle werden richtig heiß, wenn sie einer Frau dabei zusehen, wie sie während des Sex sich selbst berührt. Außerdem kann ich ein wenig dominant sein, wenn ich auf ihm sitze. Ich lehne mich vor und zwicke ihn ab und zu auch in seine Brustwarzen oder drück seine Handgelenke über seinem Kopf in die Matratze."

Endergebnis: Schritt drei in deinem Drei-Phasen-Programm hin zu verbesserter Orgasmusfähigkeit sind jene Stellungen, bei denen deine Klitoris während des Verkehrs direkt stimuliert werden. Das ist ausschlaggebend für deinen Erfolg.

Lüstern

Wenn du ein paar körperliche Komplexe hast, die dich davon abhalten, ihn zu reiten, und die Beschwörungen deines Freundes dir nicht reichen, kannst du auch ein sexy Negligee, ein kurzes Seidennachthemdchen oder sonst ein anderes erotisches Teil anziehen. Man muss beim Sex nicht völlig nackt sein. Kleidung kann dir Selbstbewusstsein geben, sogar im Bett.

Er reitet dich – anders

Vielleicht bevorzugst du ja, wenn er auf dir ist. Damit bist du nicht allein. Eine 47-jährige Frau berichtete:

„Ich mag die Missionarsstellung, weil wir beide dabei besser abgehen. Ich schiebe meine Beine von seinen Schultern hinunter, um ihn am Bauch damit zu umarmen. Manchmal stelle ich meine Füße dabei einfach auf ihn. Oder ich liege einfach flach da. Es fühlt sich jedes Mal anders an."

Die Missionarsstellung ist eigentlich die beliebteste beim Sex, aber die meisten Frauen bekommen dabei nicht die nötige klitorale Stimulation. Die Stöße eines Mannes sorgen dabei einfach nicht für genug Reibung der Klitoris.

Es ist beinahe so, wie wenn du seine Hoden massierst. Du befindest dich am falschen Ort, aber wenn du es lange genug macht, kann es zufällig gelingen, ein bisschen Reibung zu erzeugen, zumindest in der Nähe von dort, wo er es bräuchte – seiner Eichel. Für manche Männer ist nahe gut genug, aber für die meisten eben nicht.

Dasselbe gilt für Frauen. Die meisten Frauen benötigen mehr direkte Stimulation ihrer Klitoris, als dies bei der Missionarsstellung möglich ist. Wenn du die beste Stimulation willst, musst du dafür sorgen. Die Reiterstellung ermöglicht dir Verantwortung für die Intensität, den Rhythmus und die Art der klitoralen Stimulation. Besonders wenn du masturbiert hast, bist du eine Meisterin, was die Funktionsweise deiner eigenen Empfindungen betrifft, und du weißt, wie du sie erreichen kannst. Wenn du auf ihm sitzt, ist das Ganze ein Leichtes. Dennoch sind einige Frauen beim Sex immer noch lieber unten. Auch dann ist noch nicht alles verloren. Sich wohlzufühlen, sowohl körperlich als auch emotional, ist wichtig.

Hier sind vier einfache Variationen der Missionarsstellung, die auch für dich ekstatisch sind.

1. Die koitale Anpassungstechnik (auch KAT). Dein Liebhaber kriecht über dich, aber anstatt auf die übliche „Missionars"-Art in dich zu dringen, liegt er so, dass sein Schambein gegen deine Klitoris reibt. Durch das Gleiten in einen sanften Rhythmus reibt sein Penis gegen deine Klitoris, während er in deine Vagina rein- und rausfährt.
   Hierbei liegt sein ganzes Gewicht auf dir – was, wenn er zu schwer ist? KAT funktioniert auch, wenn er seinen Körper hebt und sein Gewicht auf seinen Ellbogen oder ausgestreckten Armen hält.
2. Er liegt breitbeinig über deinen zusammengedrückten Beinen. Diese Stellung intensiviert die Reibung.
3. Heb deine Beine in die Höhe, sodass deine Knie gegen deine Brust drücken und deine Beine auf seinen Schultern liegen. Das erhöht die Reibung und den Druck genau dort, wo du es brauchst – deinen Schamlippen und deiner Klitoris.
4. Setz dich in einen Stuhl oder auf den Rand eines eher flacheren Bettes, was ihm erlaubt, vor dir auf den Boden zu knien und aus dieser Position heraus in dich zu stoßen. Vor allem für gewichtigere Männer von Vorteil, da sie dabei ihr Gewicht von dir nehmen können. Der Nachteil dabei ist, dass vielen Frauen diese Stellung nicht intim genug ist.

Noch einmal, diese Stellungen sind Vorschläge und manchmal nicht möglich für einen Quickie. Es hängt von den Umständen und der Umgebung ab. Aber da ihr ja nicht ständig Quickies haben werdet, ist eine bessere Orgasmusfähigkeit generell keine schlechte Sache, würde ich sagen.

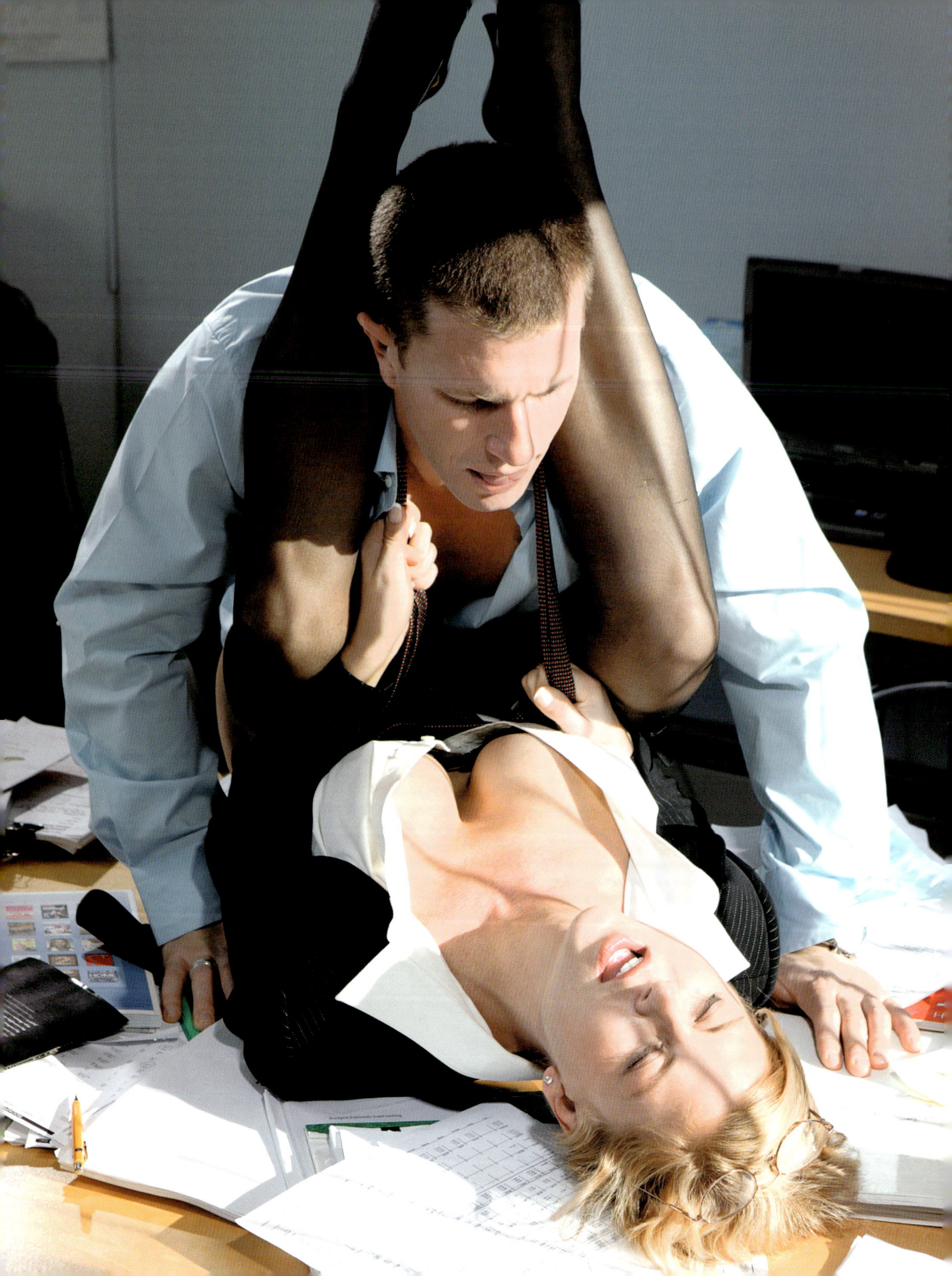

QUICKIE

KAFFEEPAUSE AM VORMITTAG

WER BEHAUPTET, MAN KÖNNTE NICHT DAS GESCHÄFT MIT DEM VERGNÜGEN VERBINDEN? WENN IHR ES ALS „KAFFEEPAUSE" AM VORMITTAG TUT, VERSICHERT EUCH, DASS DIE BÜROTÜR VERSCHLOSSEN IST.

ES IST DEIN KÖRPER – KÜMMER DICH DARUM

Vielleicht stellst du bereits fest, dass du einige Phänomene in deinem Körper während des Sex kontrollieren kannst. Während du deinen Herzschlag nicht willentlich beeinflussen kannst, ist es möglich, die Verantwortung über deine sexuellen Empfindungen zu übernehmen. Versuch die folgenden Tipps.

1. Wenn du dich dem Höhepunkt näherst, versuche schneller zu atmen und abwechselnd deine Arm- oder Beinmuskeln zu spannen und loszulassen.
2. Während des nächsten Liebesspiels versuch, deine PC-Muskeln zu trainieren.
3. Wenn du während des Sex schubweise die Muskeln anspannst, die du normalerweise verwendest, wenn du etwas aus deiner Vagina drückst, bekommst du leichter einen aktiven Orgasmus, außerdem hilft es dir dabei, gegen seinen Penis zu stoßen, was zu einem längeren und intensiveren Orgasmus führt.
4. Am wichtigsten: Wähl einen körperlichen Aspekt beim Orgasmus, den du kontrollieren kannst, und versuch ihn zu perfektionieren. Bald wirst du deinen Körper trainieren, dass alle Reaktionen problemlos zusammenarbeiten und für die kommenden Orgasmen spontan funktionieren.

Wenn du die beste Stimulation willst, musst du dafür sorgen. Die Reiterstellung ermöglicht dir Verantwortung für die Intensität, den Rhythmus und die Art der klitoralen Stimulation.

QUICKIE
ZWISCHENSPIEL ZU MITTAG

Du rufst ihn am Morgen im Büro an. „Schatz“, sagst du, „schau in deinen Briefkasten – da ist was für dich.“ Er findet einen verschlossenen Brief, worauf du geschrieben hast: „Rat mal, was du zum Mittagessen bekommst!“ In dem Kuvert befindet sich essbare erotische Unterwäsche.

Der ganz besondere Kick diesmal ist, dass es schnell gehen muss, also schlägst du ihm auf der Rückseite des Kuverts gleich vor, was du für ihn machen willst. „Alles, was ich zu Mittag will, bist du“, steht dort. Oder auch: „Du lässt das Wasser in meinem Mund zusammenrinnen.“

Als er durch die Tür kommt, bist du nicht da. Stattdessen hört er Musik von irgendwo anders her. Du hast ein Stück Papier an das Treppengeländer geklebt. Ein roter Pfeil, der durch ein Herz geht, zeigt in die richtige Richtung.

Du wartest hinter der Tür (nicht unbedingt nur die Schlafzimmertür), nur in Unterwäsche und mit Trauben in der Hand. Du legst eine Lieblings-CD auf und das Sonnenlicht strömt herein, streichelt über deinen Körper.

Du ziehst ihn aus. Lass ihn keinen Finger selbst rühren, während du deine Bewegungen mit neckenden Einlagen untermalst: ein Kuss auf seinen Hals, während du seine Krawatte öffnest und sein Hemd ausziehst, ein Streicheln zwischen seinen Schenkeln, wenn du seinen Gürtel öffnest. Du machst seinen Hosenknopf auf und öffnest den Reißverschluss. Du umfasst seinen Penis und seine Hoden mit beiden Händen und sagst ihm, wie heiß du auf ihn bist.

Ihr lasst alle Hüllen fallen und legt die Kleidung über den Stuhl (denn er muss ja gleich wieder ins Büro). Ihr beginnt im Stehen und haltet euch aneinander fest, während ihr all jene Stellen berührt, die normalerweise versteckt sind. Schau, wo dich das Sonnenlicht berührt, und führ seine Küsse genau zu diesen Bereichen – unter deinem Arm, hinter deinem Knie, am Nacken.

Schling ein Bein um ihn und gib dich vollends hin. Lass die Sonne die Kurven deiner Brüste und deinen Bauch berühren. Nimm seine Hand und führ sie dorthin, wo du berührt werden willst, dabei streichelst du mit deiner Zungenspitze über seine Lippen. Nimm eine Traube in deinen Mund und schieb sie ihm in den Mund, während du ihn leidenschaftlich küsst. Häng ein paar Trauben über seinen Penis und saug jede auf, bis du das lüsterne Fleisch erreichst.

Wenn ihr euch beide vor lauter Leidenschaft nicht mehr auf euren Beinen halten könnt, umarm ihn und zieh ihn runter in die Knie. Er ist vollständig erregt, du greifst nach ihm mit deinen Schenkeln. Er hat eine Vorstandssitzung und auch du musst heute noch ein Projekt beenden. Also wird es Zeit. Du übernimmst die Führung, drückst ihn rücklings auf den Boden und setzt dich auf ihn. Zusammen verdrückt ihr mehr als nur euer Mittagessen.

QUICKIE

ENERGIE FÜR DEN TAG

EIN MITTAGSQUICKIE IST GROSSARTIG, UM DICH EIN WENIG ALS BÖSES MÄDCHEN ZU FÜHLEN, BESONDERS WENN DU WIEDER BEI DER ARBEIT BIST UND SEIN GERUCH NOCH AN DIR HAFTET. WÄHREND DES LANGWEILIGEN MEETINGS AM NACHMITTAG KANNST DU LÄCHELND AN DEINE MITTAGSESKAPADE DENKEN.

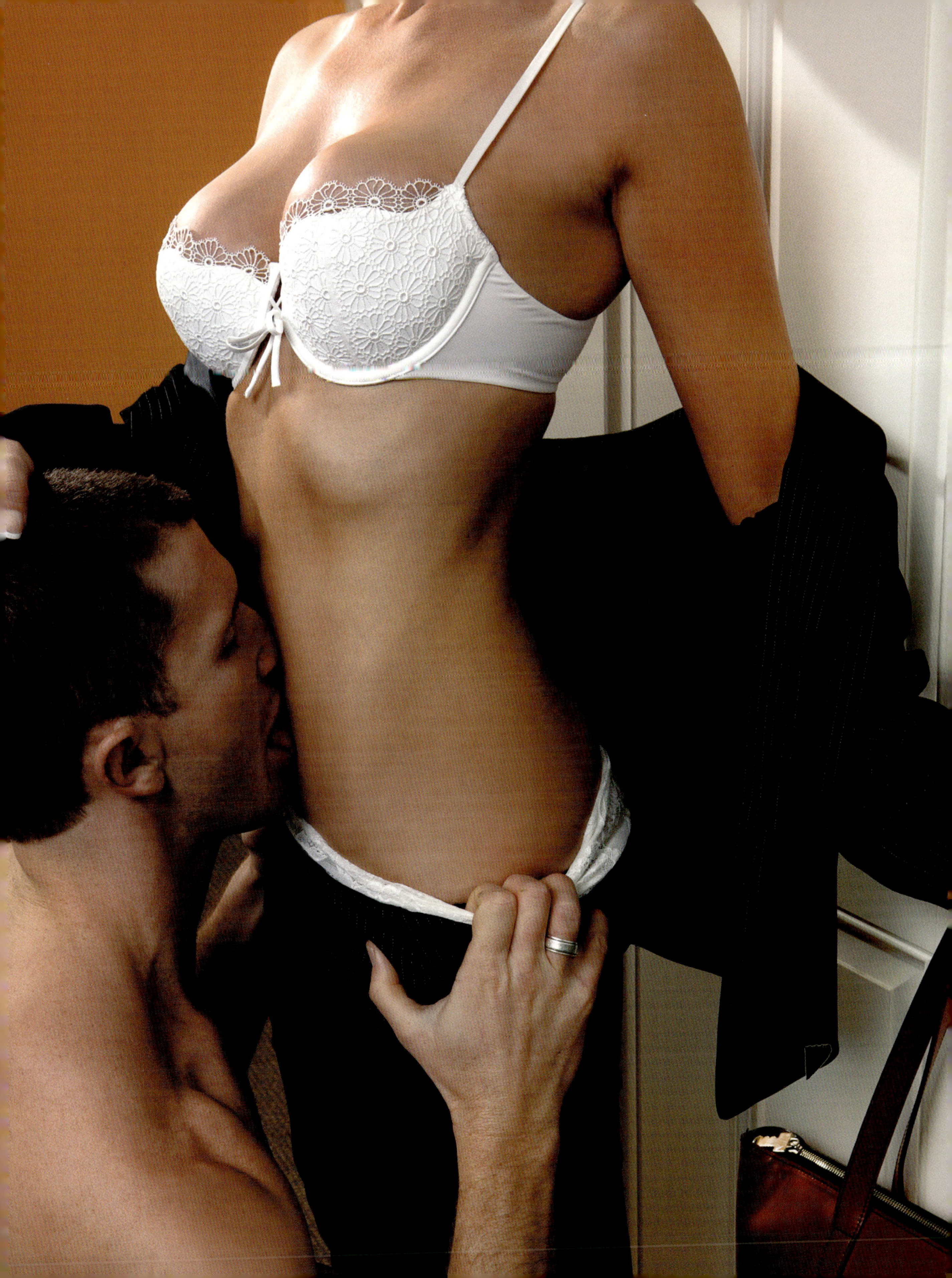

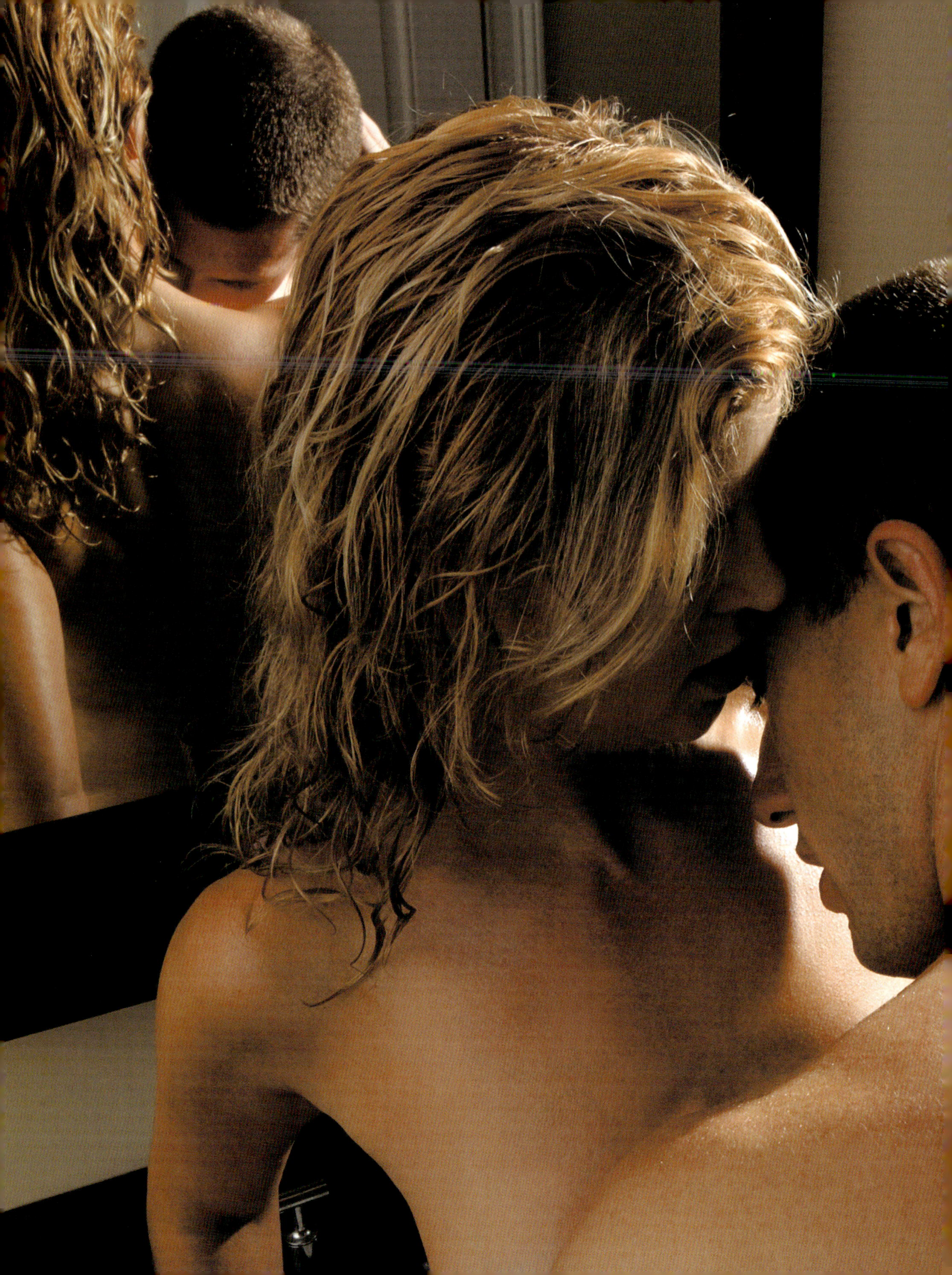

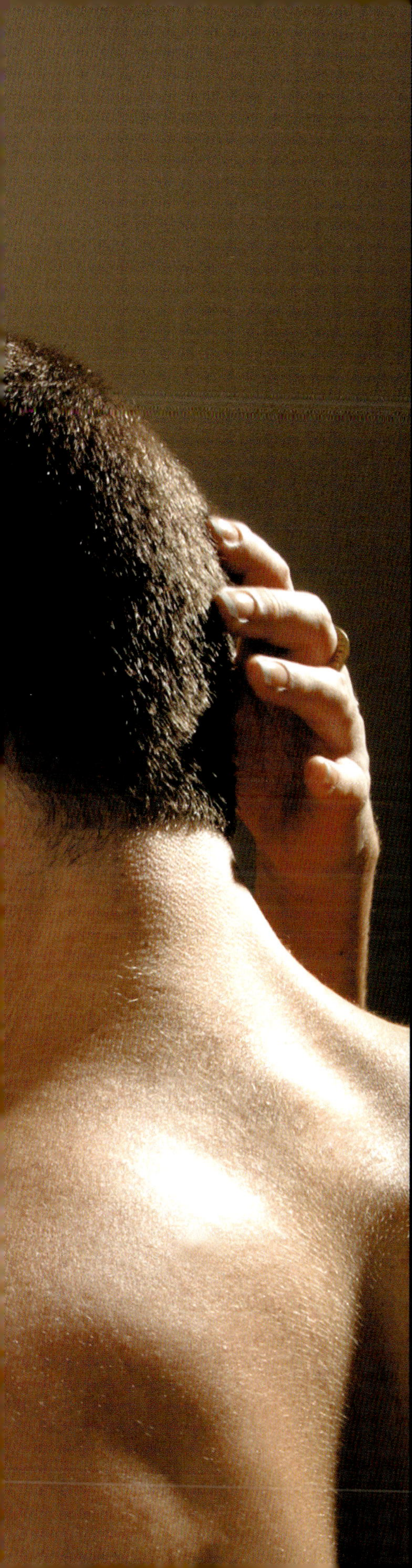

9 Zusammenfassung: Der Orgasmus-Express

Einige Meisterinnen in Sachen Orgasmus haben vielleicht eine Klitoris, die größer als der Durchschnitt, oder an einer Stelle ist, wo der Penisschaft die klitorale Region beim Verkehr leichter stimulieren kann. Aber auch wenn du nicht zu diesen Glückskindern gehörst, gibt es einiges, was du tun kannst, um deine Orgasmusfähigkeit zu verbessern.

1. **Verwöhn dich.** Selbstbefriedigung steigert das sexuelle Bewusstsein. Es gibt keine bessere Möglichkeit als Masturbation, um deine sexuellen Reaktionen auf bestimmte körperliche Reize besser zu kennen und zu verstehen. Es ist die beste Übung, um deine orgasmischen Reaktionen zu beschleunigen und mit deinem Partner beim Verkehr mithalten zu können. Und vergiss auch nicht, dich bei einem Quickie immer wieder selbst zu stimulieren.
2. **Redet schmutzig.** Es ist dir nicht zu peinlich, nach dem, was du brauchst, zu fragen oder dich selbst während des Liebesspiels zu streicheln. Vielmehr liegt dir dein Vergnügen am Herzen und du wirst auch deinen Partner dazu auffordern, seine Hände zu verwenden, oder du wirst deine eigene Hand oder einen Vibrator benutzen, um deine Klitoris während des Verkehrs zu stimulieren. Du hast auch kein Problem damit, ihn zum Aufwärmen mit seiner Zunge in dich zu lassen. (Denk dran, Oralsex hat den zusätzlichen Vorteil, dass du schnell gleitfähig und an den richtigen Stellen stimuliert wirst.)

3. **Bring dich in die richtige Stellung.** Du hast gelernt, wie du deinen Körper mit seinem Körper abstimmst und wie du deine Hüften bewegen musst, um die klitorale Stimulation zu bekommen, die du brauchst. Alles, was deinen Unterleib während des Verkehrs massiert – seine oder deine Hand –, wird dir beim Kontakt mit der Klitoris helfen. Zusätzlich verhilft ein Anspannen deiner Backen und deiner Oberschenkel zu einer verbesserten Blutzufuhr in deine Beckengegend. Gesteigerte Blutzufuhr führt zu besserer klitoraler Wallung, dadurch gelangen Nervenenden näher an die Oberfläche und du empfindest alles intensiver.
4. **Atme schnell.** In der Hitze des Gefechts machst du dir übers Atmen sicher zuletzt Gedanken, aber absichtlich schneller zu atmen, kann deinen Orgasmus verbessern. Je schneller du atmest, umso intensiver das Erlebnis. Durch die Nase zu atmen mag gut gegen Stress sein, aber was Lust und Leidenschaft betrifft, kommt es ganz aufs Atmen durch den Mund an.

In der Hitze des Gefechts machst du dir übers Atmen sicher zuletzt Gedanken, aber absichtlich schneller zu atmen, kann deinen Orgasmus verbessern.

5. **Lass unreine Gedanken zu.** Nimm Gedanken und Fantasien als Unterhaltung hin, anstatt sie wie viele Frauen aus Gründen der Schuld zu unterdrücken. Alle Botschaften, die Sex als etwas Negatives darstellen, gehören ausgeblendet. Eine Studie in den Archiven der sexuellen Verhaltensforschung hat gezeigt, dass Frauen sehr empfänglich für erotische Bilder sind (obwohl dein Körper für eine Reaktion vielleicht ein wenig länger braucht als dein Gehirn), also lass das Licht an und die Augen offen.
6. **Bleib positiv.** Vermeide Einstellungen, die den Orgasmus einschränken. Wie etwa:
   > Er ist zu müde oder ich brauche zu lange... Ich werde mich beeilen.
   > Er muss für meinen Orgasmus sorgen.
   > Ich sollte ihm nicht sagen müssen, was mir gefällt.
   > Sein Vergnügen ist wichtiger als meines.
7. **Denk an wilden und heißen Sex.** Wenn du das tust, ist es wahrscheinlicher, dass er auch passiert. Klar, Sex wird dich nicht von deinen über die Jahre hinweg aufgebauten falschen Gewohnheiten abbringen und auch nicht für den Weltfrieden sorgen. Aber halte deine Erwartungen aufrecht, was da noch kommen könnte (nämlich du!), und dein Körper wird sehr schnell reagieren.

8. **Keine Zeitverschwendung.** Wenn du von Null auf Hundert und dafür weniger Zeit als für dein morgendliches Make-up brauchen willst, hier ein paar Ratschläge, was du verhindern solltest:
   - Keine Küsse am Anfang. Die Lippen sind nicht nur heiß, denn wenn du ihn sofort mit seinen Lippen in deine erogenen Zonen führst, kann das ziemlicher Mist werden – außer natürlich, dass du genau danach suchst.
   - Das Unterbrechen der Berührungen. Vielleicht ist ein Quickie nicht immer gleich die intimste Form der Paarung, aber versucht, den Körperkontakt miteinander zu halten. Streichelt euch, reibt eure Körper aneinander oder lehnt euch aneinander an, aber bleibt körperlich verbunden. Dies macht einen Unterschied, wie du den Quickie erlebst und wie du auf deinen Partner reagierst.
9. **Viel Trinken.** Trink viel Wasser und geh vor dem Sex nicht auf die Toilette. Wie die Forschung andeutet, haben Frauen machtvolle Orgasmen, wenn sie dem Unterleibsdruck einer vollen Blase ausgesetzt sind.
10. **Vorsicht beim Einschmieren.** Gleitmittel im Handel sind inzwischen so gut geworden, dass sie für manche Frauen zu gut sind – übertriebener Gebrauch kann das Gefühl der Reibung unterdrücken. Nehmt eher Speichel oder Wasser.

DIE DREI PHASEN ZUM SCHNELLEREN ORGASMUS

Das Drei-Phasen-Programm für einen schnelleren Orgasmus:

1. Masturbiere, um deine sexuellen Reaktionen zu verbessern und eine Expertin zu werden in den Berührungen, die dich heiß machen.
2. Treib es mit dem unheimlichen Fremden – kurzum: fantasiere.
3. Bring dich so in Stellung, dass du für direkte klitorale Stimulation beim Verkehr sorgen kannst.

Zusatzpunkte: Der extragenitale Orgasmus – und mehr!

An dieser Stelle werfe ich ein paar Herausforderungen ein, die du vielleicht nicht erreichen kannst, aber wenn du dir den Frust nicht gestattest, können diese Erfahrungen deine Lust steigern, auch wenn du vielleicht keinen Orgasmus hast.

Wichtig ist, einige Techniken bereit zu haben. Du tust dir keinen Gefallen, wenn du diese Techniken mit dem Vorsatz angehst, bestimmte Orgasmus-Ziele zu erreichen oder mit den hier in diesem Buch erzählenden Frauen mithalten zu können. Zuerst diskutieren wir den extragenitalen Orgasmus, dann den spontanen Orgasmus und zu guter Letzt die Technik des gleichzeitigen Orgasmus.

Der extragenitale Orgasmus

Ein Orgasmus, der erreicht wird, ohne die Genitalien zu berühren, ist ein extragenitaler Orgasmus. Relativ wenige Frauen berichten davon, dass sie zum Höhepunkt kamen, nur weil sie leidenschaftlich geküsst oder ihre Brustwarzen verwöhnt, ihre Schenkel gestreichelt oder andere Bereiche ihres Körpers zärtlich berührt wurden.

Frauen, die einen extragenitalen Orgasmus erfahren, sind dazu fähig, sich selbst durch erotische Gedanken und Fantasien derart zu erregen, dass jede Berührung sie in einem wilden Höhepunkt erbeben lässt.

Wenn du es versuchen willst, probier Folgendes:

> Hol dir zuerst einen Orgasmus auf normalem Weg. Manche Frauen tun sich mit einem extragenitalen Orgasmus leichter, nachdem sie einen Orgasmus durch klitorale Stimulation gehabt haben. Versichere dich, dass indes ein erotischer Film vor deinem inneren Auge abläuft. Die Fantasie sollte sehr lustvoll sein, vielleicht ein Quickie, den du einmal hattest.

> Streichle oder lass deinen Partner deine Genitalien streicheln, bis du kurz vor dem Orgasmus bist. Dann versuchst du die Stimulation an einem anderen Bereich deines Körpers fortzuführen, wie etwa deinen Brüsten oder Schenkeln.

> Wechsle zwischen genitaler und nicht genitaler Stimulation so lange, bis du knapp vor dem Orgasmus bist und eine einfache Berührung deiner Innenschenkel dich zur Explosion bringen können.

Eine 40-jährige Frau erzählte von ihrer Erfahrung:

„Er nahm gerade einen Drink, als unsere Blicke sich trafen. Wir sagten kein Wort. Er bewegte sich nur zur Tür und ich folgte ihm, als wäre ich in einer Art lüsterner Trance. Als Nächstes weiß ich nur noch, wie meine Arme an die Wand hinter mir gedrückt wurden und er mich mit einer kaum fassbaren Leidenschaft küsste.

Ich spürte seine Hand weder unter meiner Bluse noch in meinem Höschen und dennoch explodierte ich in einem Wahnsinnsorgasmus. Die ganze Zeit über befanden sich meine Freunde in der Bar. Jeder von ihnen hätte herausspazieren und mich suchen können. Ich denke mal, dass diese Heimlichtuerei den Akt noch verbotener wirken ließ, was die Aufregung nur noch weiter steigerte.

Wir trafen uns noch einige Monate. Er

war zwölf Jahre jünger als ich und sprach sogar von Kindern. Ich wusste und wand mich aus der Geschichte, denn die Heimlichtuerei wäre nicht auf Dauer möglich gewesen und meine Freunde hätten ihn als den typischen Kerl, ‚der nicht zu mir passt' abgetan. Außerdem habe ich ihm nie über meine erwachsenen Zwillingstöchter erzählt."

Der spontane Orgasmus

Er geschieht ohne jede körperliche Stimulation. Laut den spärlichen Forschungen zu diesem Thema gibt es tatsächlich Frauen, die sich zum Orgasmus denken können. Ein Forscher hat diese Frauen nicht nur interviewt, sondern ihre körperlichen Reaktionen auch gemessen und sie hatten tatsächlich nicht gelogen. Wie schaffen sie das?

- Sorg für die richtige Atmosphäre. Nimm ein Bad, trink ein Glas Wein, mach ein wenig Musik, dämpf das Licht.
- Denk dir eine üppige, leidenschaftliche und gefühlvolle sexuelle Fantasie aus.
- Du liegst auf dem Rücken, deine Knie sind angewinkelt, deine Füße weit genug auseinander, du nimmst tiefe Atemzüge. Atme so tief ein, dass du glaubst, dein Diaphragma würde sich ausdehnen und Atemluft würde bis hinunter in deine Genitalien fahren. Press die Luft beim Ausatmen bis ins Letzte hinaus, wobei du dir wieder vorstellst, dass es bis in die Genitalien spürbar ist.
- Keuche. Nach etwa einem Dutzend tiefer Atemzüge, keuche. Schnauf hektisch mit offenem Mund.
- Lass deine PC-Muskeln spielen entweder in Kombination mit dem Atmen oder alleine. Stimm das Muskelspiel mit deinem Atem ab. Keuche, und geh wieder zurück zum tiefen Atmen – das alles während deines Muskelspiels mit deinen PC-Muskeln.
- Verzweifle nicht, wenn du auf diese Weise nicht zum Höhepunkt kommst. Das geht den meisten Frauen so. Aber verwende diese Technik während der Selbstbefriedigung oder während des Verkehrs und du wirst sehen, um wie viel stärker dein Orgasmus sein wird.

Eine 38-jährige Frau hatte einen spontanen Orgasmus:

„Ich habe eine gute Orgasmusfähigkeit, bekomme multiple und ausgedehnte Orgasmen, aber diesen hab ich nicht geschafft. Ich erreichte den Punkt, an dem das mehrmalige Berühren meiner Klitoris mich explodieren ließ. Dennoch empfehle ich diese Übung, einfach nur, weil sie die Intensität des Orgasmus steigert, wenn du aufgibst und dich selbst berührst."

berühre

Die Technik des gleichzeitigen Orgasmus

Einige Paare glauben noch immer, dass der ultimative Ausdruck sexueller Intimität der gleichzeitige Orgasmus ist. In Filmen und Büchern der letzten Jahre scheinen Paare immer zugleich zu kommen. Ihre Ekstase im gleichen Moment ließ selten genug Raum für alternative Interpretationen. Frauen – die Konsumenten romantischer Fiktion – glaubten teilweise, dass ein gleichzeitiger Höhepunkt auch von der körperlichen Empfindung her besser sei.

Tatsächlich ist ein gleichzeitiger Orgasmus viel eher ein Glücksfall als typisch. Der Irrglaube, dass sie immer dann erst zum Höhepunkt kommen dürften, wenn auch ihr Partner soweit war, ließ manche Frauen ihre Orgasmen zum richtigen Zeitpunkt vorspielen. Danach waren sie meist heimlich wütend und frustriert.

In Wahrheit erreichen Männer meist den Höhepunkt vor den Frauen und Frauen sind viel öfter zu multiplen Orgasmen fähig als Männer. Wenn du mein Buch aber bis hierher gelesen hast, dann wirst du deine Orgasmusfähigkeit weitaus verbessern und dich dem Timing deines Partners viel leichter anpassen können.

Trotz deiner Fortschritte sollten gleichzeitige Orgasmen nicht das Ideal sein. Manche Paare mögen diese Erfahrung nur ab und zu, weil sie die besondere Intimität des gemeinsamen Höhepunktes genießen. Mit ein wenig Aufmerksamkeit, was das Timing betrifft, kann dich diese Technik zum Erfolg führen.

- Bestimme ungefähr die Zeit, bis wann du und dein Partner bei einem typischen Liebesakt zum Höhepunkt kommen.
- Nehmen wir an, dass du dazu länger brauchst als er, dann lass dich alleine von ihm stimulieren bis zu dem Zeitpunkt, an dem du wieder mit ihm gleich weit vom Höhepunkt entfernt bist wie er, wenn die Stimulation für ihn beginnt.
- Kommunikation ist alles. Wenn einer von euch zu schnell unterwegs ist, sagt ohne Scham so etwas wie: „Schön langsam, Schatz!"

Eine 42-jährige Frau, die seit zehn Jahren verheiratet ist, erzählt über ihre Erfahrungen mit dem gleichzeitigen Orgasmus:

„Mein Mann ist im Gegensatz zu anderen Männern, die ich kennen gelernt habe, sehr gut darin, auf mich zu warten. Ich bin überzeugt davon, dass viele Paare einen gleichzeitigen Orgasmus zufällig erreichen, aber wir schaffen es meist deshalb, weil wir uns gut genug kennen und wissen, was wir gerne haben.

Am besten funktioniert es während des Verkehrs. Oral haben wir es noch nie gleichzeitig hinbekommen. Wahrscheinlich bin ich von meinen eigenen Empfindungen zu sehr abgelenkt, wenn ich mich auf ihn konzentriere. Viel leichter ist es hingegen, wenn wir ganz profan beim Vögeln sind. Aber ich will mal so sagen: Gemeinsam zu kommen ist überaus nett. Es bereichert den ohnehin schon bizarren Moment des verzerrten Bewusstseins beim Orgasmus, weil wir dieses Stadium gemeinsam erreichen."

Eine Bemerkung zu Druck versus Lust

Die Diskussion über „Super“-Orgasmen und die auf den nächsten Seiten folgende Diskussion über die wahrhaftigen „Super“-Orgasmen, genannt multiple Orgasmen, können dich zu dem Schluss kommen lassen, dass du die höchsten Höhen der Lust erreichen musst, ansonsten wärst du eine Verliererin. Das ist ein Fehler.

Orgasmen sind genussvolle Erlebnisse, egal wie sie erfahren werden – manchmal sind sie intensiver, manchmal weniger intensiv. Wenn du dich selbst unter Druck setzt, nun einen Orgasmus zu haben, mit dem du zum Mond fliegen kannst, ist eine Enttäuschung vorprogrammiert.

Die Maxime ist: Genieß den Prozess und der Orgasmus wird nicht auf sich warten lassen. Wenn du es erzwingen willst, kannst du nur scheitern.

Drei Ratschläge, um deine Einstellung zu verbessern

1. **SEI ZÜGELLOSER.** Menschen mit vielen Verantwortungen bekommen ein schlechtes Gewissen, wenn sie irgendwelchen Lustgewinn erstreben, sei es ein langes heißes Schaumbad bis hin zu einem Kinonachmittag. Dieses Schuldgefühl beeinflusst mit großer Sicherheit auch deine Sexualität.
2. **LERN, WIE DU NEGATIVE GEDANKEN LOSWIRST.** Wenn du an nichts anderes als die Probleme des Tages denken kannst, halt dich selbst davon ab. Spul im Geist retour und ersetz den negativen durch einen positiven Gedanken.
3. **GEBT EUCH GEGENSEITIG DIE ERLAUBNIS, AUCH MAL JEMAND ANDERER ZU SEIN.** Fühlt ihr euch gefangen in euren Rollen – Elternteil, Geldverdiener, Pflegerin für die alte Mutter und so weiter? Spielt wie die Kinder. Stellt euch vor, ihr wärt die Figuren in einem Lieblingsbuch oder Film oder Märchen. Eine neue Rolle kann sich positiv auf die Libido auswirken.

genießen

QUICKIE

SEX AUF DEM SOFA

SEX AUF DEM SOFA KANN HERVORRAGEND SEIN, WEIL ES DIR BEI EINER VIELZAHL AN VERSCHIEDENEN STELLUNGEN EINE HILFREICHE UNTERSTÜTZUNG SEIN KANN.

QUICKIE Das Liebesspiel

Ihr verabredet euch in einer Bar und spielt, dass ihr euch nicht kennen würdet. Wenn du ankommst, wartet er in der Lobby eines Luxushotels. Das Ambiente ist elegant. Ihr sitzt an einer langen, auf Hochglanz polierten Bar. Du nimmst an der Bar Platz, zwischen euch ist nur ein Hocker, und er gibt vor, dich zu ignorieren, wobei er eine für die Reichen und Schönen typische weltmännische Langeweile an den Tag legt.

Obwohl du gar nicht rauchst, ziehst du eine Zigarette aus deiner Handtasche und gibst vor, nach Feuer zu suchen, bevor du dich zu ihm wendest und flüsterst: „Ich kann kein Streichholz finden. Haben Sie Feuer?“ „Niemand raucht noch heutzutage“, sagt er und dreht sich ein bisschen von dir fort. Das provoziert dich dazu, dich näher zu ihm zu drehen, du schlägst deine Beine übereinander und belächelst ihn so lange, bis er nicht anders kann, als dich auch anzusehen.

„Ich war mir sicher, dass Sie mich bemerken würden“, sagst du und senkst deine Stimme in verführerische Tiefen.

„Solche Beine fallen natürlich auf“, sagt er.

„Sind Sie ein Bein-Typ?“, fragst du. Du legst deine Hand auf ein Knie und bewegst sie langsam über deinen Schenkel nach oben, wobei du ein wenig mehr Bein zeigst, das in dünne schwarze Netzstrümpfe gekleidet ist. Du senkst den Kopf und blickst unter einem sehr stilvollen schwarzen Damenhut zu ihm hoch.

„Ich kann es sein“, sagt er und weicht deinem Blick gezielt aus, während er aber weiterhin auf dein Bein starrt.

„Da bin ich mir sicher“, sagst du. „Sind Sie lange in der Stadt?“

„Ich lebe hier“, meint er und sieht dich nun direkt an, wobei sein Bein an deines streift. „Und Sie?“

„Ich bin hier, um mein Erbe anzutreten“, sagst du. „Einer meiner ehemaligen Geliebten ist gestorben und hat mir einiges vermacht. Aus Dankbarkeit, denke ich mal.“

Er zieht die Augenbrauen nach oben und grinst. Das war kreativ und schnell. Er legt seine Hand auf deine. Jene, die noch immer auf dem Schenkel ruht.

„Lassen Sie mich Ihnen einen Drink spendieren“, sagt er. Du weißt, dass du ihn jetzt hast.

Eine knappe Stunde später befummelt ihr euch leidenschaftlich in seinem Auto in der Hotelgarage. Du kommst mit „zu ihm“. Du bist, wie du sagst, ein wenig betrunken und dazu bereit, deine Tugend über den Haufen zu werfen.

„Ich mag es hart und heiß“, flüstert er in dein Ohr. „Wie steht es mit dir?“

Er zerrt brutal den Stoff deines Kleides mit V-Ausschnitt zur Seite und fährt in deinen schwarzen Spitzen-BH, er findet deine Brustwarze. Während er mit seiner Zunge tief in deinen Mund stößt, dreht er an deiner Brustwarze und du stöhnst dankbar auf.

Bevor er aufs Gas steigt und dich mit nach Hause nimmt, schiebt er deinen Rock hoch, bis deine Vagina zu sehen ist. Du trägst einen Hüfthalter und Strümpfe, aber kein Höschen. Bei jedem Stoppschild schiebt er einen Finger in deine Vagina. Noch bevor er in die Garage „seiner“ Wohnung fährt, bist du feucht.

In der Wohnung, samt Panorama-Ausblick auf die Stadt, nimmt er dich so, „wie ein Mann eine teure Schlampe nimmt“: Du liegst über der Lehne des Sofas und er besteigt dich von hinten. Er hält sich absichtlich mit dem Orgasmus zurück, weil er weiß, dass ihr es noch einmal tun werdet, sobald ihr euch umgezogen habt und zum Hotel zurückgefahren seid, um dein Auto zu holen.

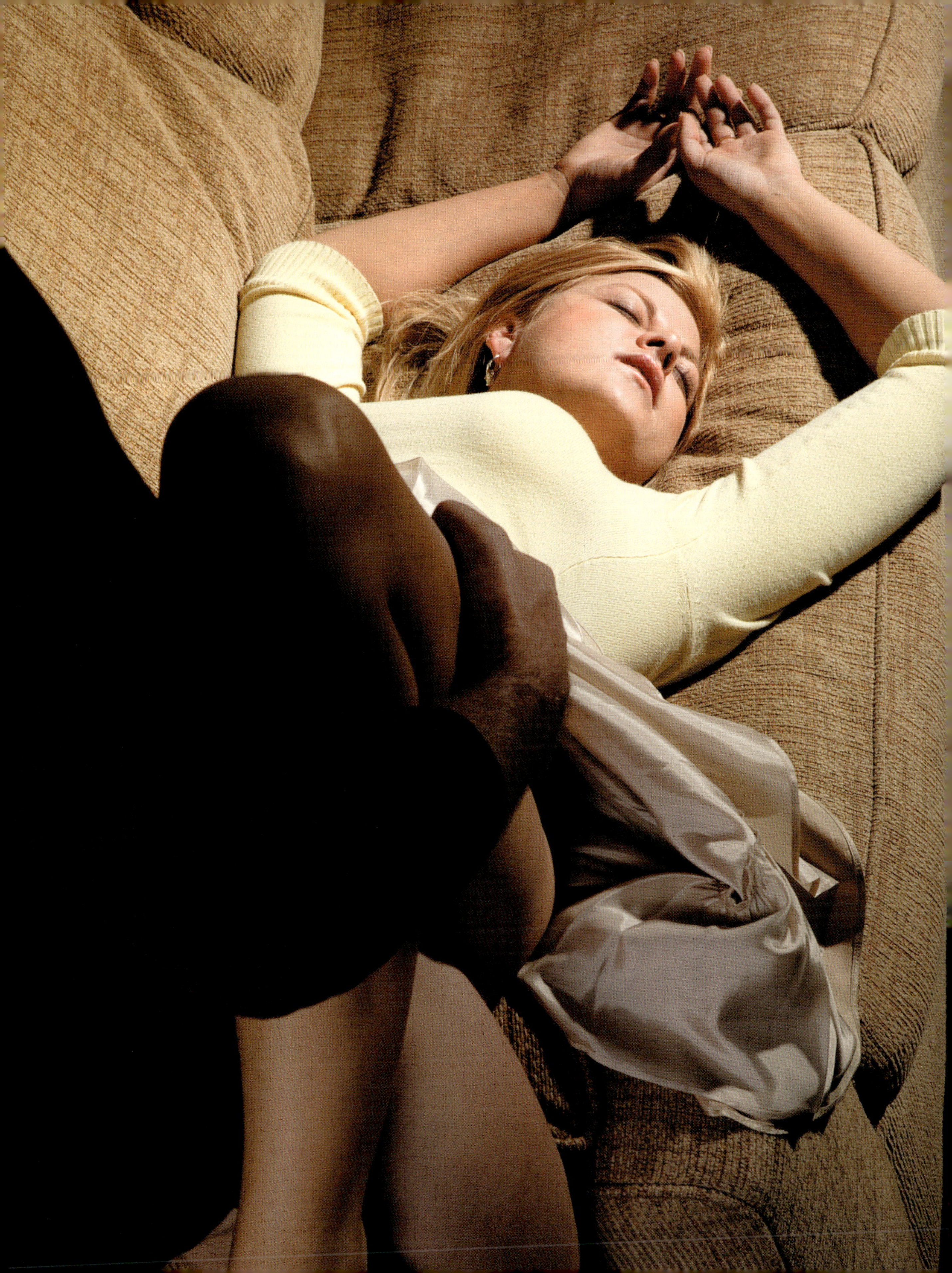

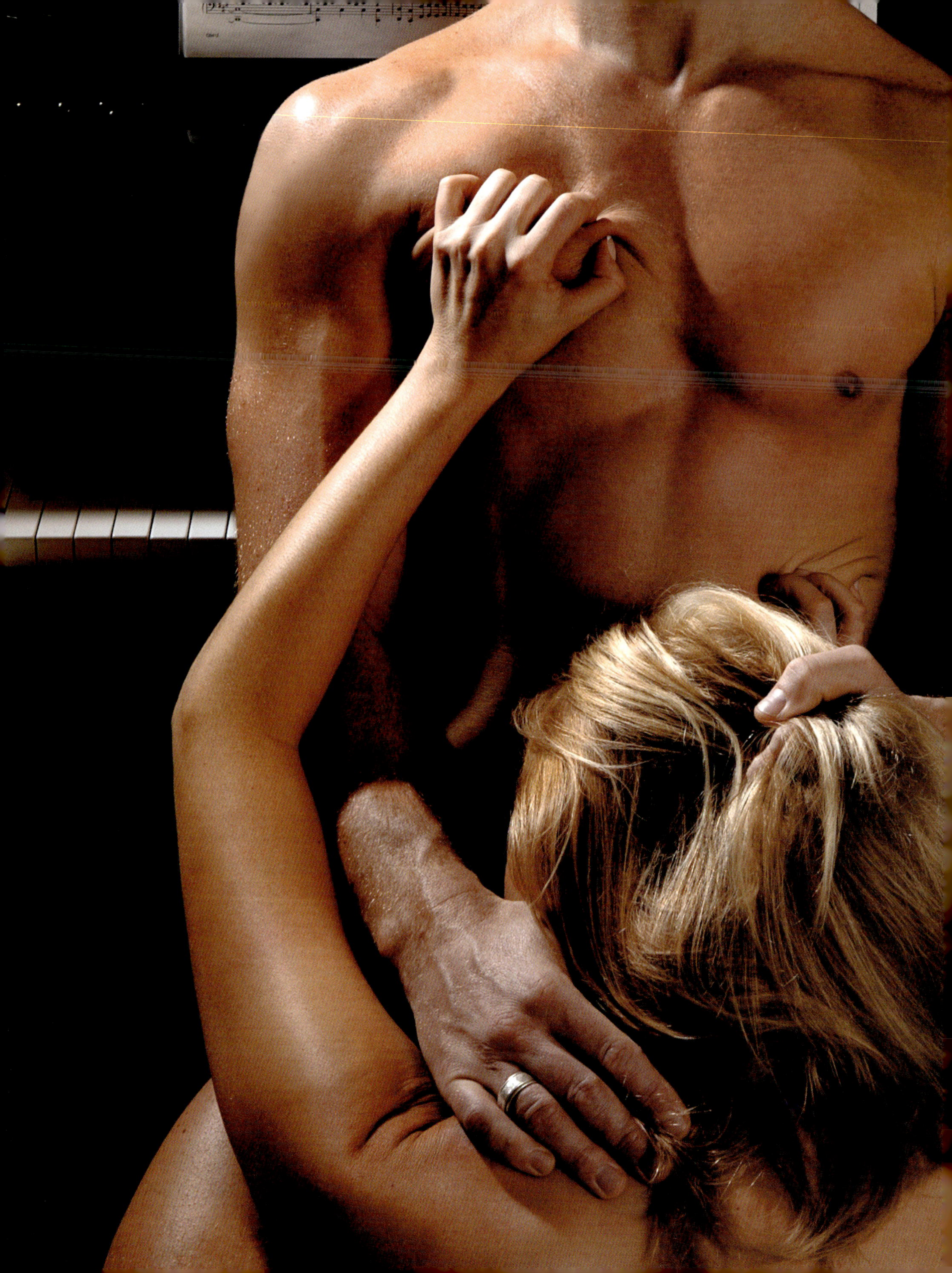

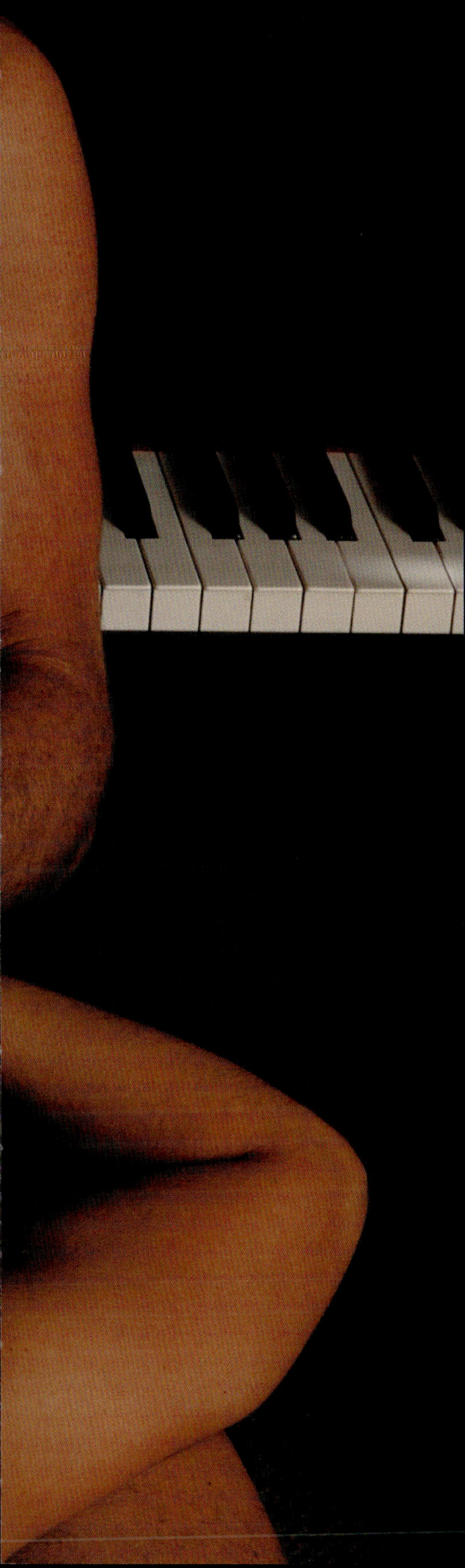

10

Auf Rekordjagd: Multiple Orgasmen

Ja, du kannst es!

Multiple Orgasmen bei einem Quickie? Vielleicht übertreiben wir es, aber haltet es nicht für unmöglich! Dabei mag zwar nicht sehr viel Zeit sein, aber wenn du aus der üblichen Routine ausbrichst und richtig aufdrehst, weißt du nicht, was alles möglich sein kann. Außerdem hast du durch Sex zu unerwarteten Zeiten und an unerwarteten Orten ein Lächeln in sein Gesicht gezaubert, es wird ihn sicher freuen, dir zu mehr als nur einem Orgasmus zu verhelfen, auch wenn es in einem kurzen Sinnesrausch geschieht.

Beginnen wir mit einer Definition – multiple Orgasmen hast du, wenn du einen zweiten und dritten Orgasmus hast, ohne zuvor in die Erholungsphase einzutreten (der typische „Jetzt-bin-ich-fix-und-fertig"-Moment). In anderen Worten, zwischen den Orgasmen gibt es ein gewisses Maß an Erregung. Der Wiederaufstieg beginnt nicht mehr ganz von unten. Die meisten Frauen sind zu multiplen Orgasmen fähig, aber es kann sein, dass es ein wenig Übung benötigt!

In den 1940ern hat der amerikanische Sexforscher Alfred Kinsey herausgefunden, dass eine von sieben Frauen bereits Erfahrungen mit multiplen Orgasmen hatte. Ein anderer Forscher hat diese Zahlen bestätigt. Allerdings haben in den 1960ern Masters und Johnson entdeckt, dass die meisten Frauen dazu fähig sind, mehr als einen Orgasmus zu haben. Sie fanden heraus, dass in den meisten Fällen Frauen zu „einem zweiten, dritten, vierten oder sogar fünften und sechsten Orgasmus fähig waren, bevor sie vollkommen befriedigt waren". Viele der Frauen waren zu fünf oder sechs vollen Orgasmen innerhalb genauso vieler Minuten fähig.

Eine kürzliche Studie mit 106.000 amerikanischen Frauen aller Altersgruppen zeigte, dass 67 Prozent multiple Orgasmen haben, wovon eine von sieben der Frauen über 35 Jahren sagt, jedes Mal einen multiplen Orgasmus zu haben. 66 Prozent all jener mit multiplen Orgasmen erfuhr zwischen sechs und zehn Orgasmen hintereinander und sechs Prozent davon sogar elf und mehr.

Nachdem du unser Drei-Schritte-Programm geübt und deinen sexuellen Motor mit Quickies wieder angeworfen hast, bist du eher zu multiplen Orgasmen fähig. Sobald du einen beschleunigten Zugang zur Sexualität schaffst, werden deine erotischen Reaktionen rasanter, dein Vertrauen größer und dein sexuelles Bewusstsein viel besser.

Nach meiner Erfahrung schaffen Frauen vor allem dann regelmäßige und multiple Orgasmen, wenn sie sich endlich nicht mehr dafür schämen, dass es händische koitale Stimulation beim Verkehr braucht, um einen Höhepunkt zu erreichen. Tatsächlich verbesserst du damit deine orgasmischen Fähigkeiten und steigerst deine Chancen auf einen multiplen Orgasmus sich.

Noch immer nicht überzeugt? 805 Krankenschwestern können nicht irren! In einer Studie aus den Archiven der Sexuellen Verhaltensforschung wurden diese Krankenschwestern dazu aufgefordert, einen detaillierten Fragebogen über Sexualität auszufüllen und alle gaben an, multiple Orgasmen zu haben. Es wurde herausgefunden, dass Frauen mit multiplen Orgasmen diese nicht einfach zufällig wieder bekommen. Sobald sie entdeckt haben, was ihnen gefällt, wählten sie solche Techniken, die ihr Vergnügen maximieren. Sie sagten ihren Partnern auch, was sie am meisten erregt.

Die Studie fand heraus, dass Frauen, die zu multiplen Orgasmen fähig sind, definitiv einen anderen Zugang zu ihrer Sexualität haben. Sie neigen viel eher als jene, die keine multiplen Orgasmen bekommen, dazu, ihre eigene Klitoris zu untersuchen und orale Befriedigung sowohl zu genießen als auch zu verschaffen. Sie mögen es, wenn ihre Brüste begrapscht und ihre Brustwarzen geküsst werden. Sie erhöhen ihre klitorale Stimulation während des Verkehrs durch Schenkeldruck oder Masturbation. Frauen mit multiplen Orgasmen geben sich mentaler Stimulation durch erotische Fantasien, Filme und Literatur hin. All das sind Faktoren, die wir bereits diskutiert und die ihr geübt habt!

Es gibt verschiedene Arten multipler Orgasmen, nämlich folgende:

> **ZUSAMMENGESETZTE EINZELNE.** Jeder Orgasmus ist für sich spürbar und voneinander getrennt durch eine teilweise Rückkehr zur Entspannungsphase.

> **ZEITWEILIGE MULTIPLE ORGASMEN.** Die Orgasmen treten innerhalb von zwei bis zehn Minuten auf, mit minimalem Abbau der Erregung.

> **FORTLAUFENDE MULTIPLE ORGASMEN.** Nur wenige Sekunden oder Minuten trennen die einzelnen Orgasmen ohne Rückgang der Erregung. Manche Frauen erfahren dies als einen langen Orgasmus mit Wellen unterschiedlicher Intensität.

Die Techniken

Wie immer ist die Einstellung der Schlüssel zum Erfolg. Zuerst musst du mit der Vorstellung aufräumen, dass Sex immer mit der Ejakulation des Mannes aufhört. Sein Orgasmus ist noch lange nicht das Ende des Liebesspiels.

Als Nächstes musst du dich auf dein eigenes Vergnügen konzentrieren, um multiple Orgasmen zu erreichen. Sperr störende Gedanken aus und bereit dich auf multiple Orgasmen vor, indem du noch vor dem Verkehr über Sex fantasierst. Auch ein Glas Wein ist keine schlechte Idee, außer du hast ein Alkoholproblem. Sobald du in der richtigen geistigen Stimmung bist, versuch die folgenden fünf der besten Techniken:

1. **ABWECHSLUNG BEI DER STIMULATION.** Für einige Frauen geht es nicht nur um die richtige Art, sondern auch um eine Abwechslung bei der Stimulation, die den Unterschied macht.

   Dein Partner soll dir den ersten Orgasmus durch Cunnilingus bereiten. Oralsex erregt die weiblichen Genitalien eher, und macht Orgasmen während des Verkehrs möglich.

   Nach diesem ersten Orgasmus soll er dich gleich bis zum nächsten streicheln.

   Wenn du dadurch nicht zum Orgasmus kommst, kehrt zurück zu Oralverkehr.

   Nach diesem zweiten Orgasmus soll dein Partner sofort in dich eindringen, während einer von euch die händische Stimulation gleichzeitig fortsetzt. Einige Frauen berichten, dass der Verkehr an diesem Punkt die Empfindungen des Orgasmus zu „erweitern“ scheint.

   Behalt die Vielfalt bei der Art der Stimulation bei. Sobald du gekommen bist, wechsle einfach die Stellung – vielleicht auch während der Stellung – und erhalte eine andere Form der Stimulation.

   Nach deinem Orgasmus wird deine Vagina sich verengen und dann kontrahieren. Wenn dein Partner abwechselnd die Innenseite deiner Vagina und deine Klitoris stimuliert, wirst du die Kontraktionen im Sekundenabstand spüren, bis du mit einem unfreiwilligen breiten Lächeln nicht mehr kannst.

Hier ist, was eine 34-jährige Frau über ihren ersten multiplen Orgasmus erzählt:

„Abwechselnde Stimuli, den ersten Höhepunkt durch Cunnilingus – das hat funktioniert. Ich mag zwei Orgasmen beim Oralverkehr. Dann bin ich auf dem richtigen geistigen Level, dann kann ich fliegen. Ich fühle, wie ich mich auf Flügeln der Lust erhebe, was ich nie auf andere Weise geschafft habe."

2. **BERÜHRUNG MIT DEN HÄNDEN.** Frauen, die damit Probleme haben, sich selbst während des Aktes zu berühren, werden größere Schwierigkeiten dabei haben, multiple Orgasmen zu erreichen, weil sie von ihren Partnern abhängig sind, wenn es darum geht, sie von einem Höhepunkt zum anderen zu tragen. Nicht einmal die besten Liebhaber können das immer schaffen, deshalb solltest du dich an Folgendes gewöhnen.
   > Streichle dich selbst während des Cunnilingus oder des Verkehrs.
   > Variiere die Stimulation im klitoralen Bereich.
   > Sobald du spürst, dass der Orgasmus kommt, massier nicht nur die Klitoris, sondern auch den Bereich rundherum, um den Höhepunkt auszudehnen.

Eine Frau in ihren Vierzigern berichtet: „Ich kann multiple Orgasmen auf verschiedene Arten haben. Ich bin eine der Glücklichen. Beim Masturbieren weiß ich genau wann, wo und wie ich mich berühren muss, um mich zum Explodieren zu bringen. Mein Ehemann ist ein exzellenter Liebhaber, aber er kann den Druck nicht so schnell wie ich ändern. Nebenbei mag er es gern, wenn er mir dabei zusehen kann, wie ich mich selbst berühre."

3. **WIEDERHOLTE UNMITTELBARE STIMULATION.** Während einige Frauen durch Abwechslung bei der Stimulation wahrscheinlicher multiple Orgasmen haben, funktioniert es bei manchen Frauen besser, wenn ihr Partner den klitoralen Bereich auf die gleiche Weise wiederholt stimuliert. Das Schöne an der Klitoris ist, dass sie wie der berühmte Hase bei der Batterienwerbung läuft und läuft, ohne nach dem Höhepunkt wieder Aufladung zu benötigen. Für viele Frauen ist die Klitoris aber zu sensibel für eine derartige Form der Stimulation.

Für Frauen, die auf Grund der Sensibilität ihrer Klitoris skeptisch sind, gibt es die Möglichkeit, andere Methoden indirekter klitoraler Stimulation zu finden. Streichle den gesamten Schambereich (ohne die Klitoris zu berühren), hab regelmäßig Sex oder stimuliere andere Bereiche deines Körpers.

Eine Frau um die Zwanzig erzählt davon, dass sie am liebsten die „Dabeibleiben"-Technik verwenden: „Ich bekomme multiple Orgasmen, wenn ich oder mein Partner während meines ersten Orgasmus meine Klitoris stimulieren. Manchmal wird der Bereich um meine Klitoris so empfindlich, das ich glaube, ich könnte die Berührung nicht mehr aushalten. Wenn ich aber nicht aufhöre, dann verschwindet diese akute Empfindsamkeit. Manchmal habe ich das Gefühl, dass ich ewig kommen könnte."

4. **DIE FLAMME.** Einige Frauen haben multiple Orgasmen nur während Cunnilingus. Die folgende Technik, die zusätzlich zu den anderen Tipps verwendet werden soll, funktioniert oft. Diese Anweisungen sind für deinen Partner:

> Stell dir vor, die Spitze deiner Zunge sei die Flamme einer Kerze.
> Sieh, wie die Flamme vor deinem inneren Auge flackert.
> So wie die Flamme der Kerze sich bewegt, bewegst du nun deine Zunge beim Verwöhnen ihrer Klitoris.

Eine Frau, die bald Fünfzig wird: „Das ist der Himmel. Ich weiß nicht, wo mein Mann das gelernt hat. Woher auch immer, ich bin froh, dass er es kann. Nach dem zweiten oder dritten Orgasmus auf diese Weise fühlt sich mein Körper an, als würde er erschüttert. Ich hatte noch nie multiple Orgasmen, bis er diesen Trick aus seinem Hut zauberte."

5. **MULTIPLE ORGASMEN AM G-PUNKT.** Einige Frauen haben nur dann multiple Orgasmen, wenn sie sowohl klitorale als auch vaginale Stimulation im Bereich des G-Punktes erhalten. Auch diese Anweisungen sind wieder für deinen Partner:

> Schieb deine mit Gleitmittel eingeschmierten Zeige- und Mittelfinger in ihre Vagina. Drück sanft gegen das äußere Drittel ihres oberen Vaginal-Bereiches, bis du diese empfindsame Stelle findest, ein etwas rauerer Flecken als die Haut drum herum.
> Mach eine „Komm-hierher"-Geste, während du ihren G-Punkt streichelst.

LETZTE TIPPS

Multiple Orgasmen benötigen einiges an Übung, aber sobald du eine bessere Orgasmusfähigkeit hast, werden auch multiple Orgasmen leichter, da deine Genitalien schon prall und dein Körper schon von den mächtigen Chemikalien des Sex überflutet ist. Es mag ein paar Minuten dauern, um den ersten Gipfel zu erreichen, aber sobald du ihn erreicht hast, ist der Rest der Besteigung leichter und schneller. Hier sind ein paar letzte Tipps.

DIE ERFAHRUNG NOCH INTENSIVIEREN: VIER TIPPS FÜR DEN ERFOLG

1. **VORSTELLUNGSKRAFT.** Du kannst multiple Orgasmen eher schaffen, wenn du dir vorstellst, die Erfahrung zu machen.
2. **DIE MACHT DES ATEMS.** Wenn du spürst, dass du gleich kommen wirst, atme tief ein und versuche am Beginn des Höhepunkts auszuatmen. Dann wirst du einen Luftstrom ungebremster Sexualität durch deinen ganzen Körper spüren.
3. **EXPERIMENTIERE SCHON BEIM MASTURBIEREN** mit verschiedenen Arten der Stimulation, die dich ebenfalls über die Zielgerade bringen. Wenn du gewöhnlich zum Höhepunkt kommst, während deine Finger deine Klitoris stimulieren, versuch es auch einmal mit einem Vibrator, bis du erneut kommst.
4. **LIEBE DEINE GENITALIEN.** Eine neue Studie von Dr. Laura Berman am Berman Center in Chicago zeigt, dass es eine wichtige Verbindung zwischen der sexuellen Befriedigung einer Frau und ihrem Selbstbild gibt, welches sie von ihren Genitalien hat. Frauen, die ihre Genitalien mögen, sind laut dieser Studie sexuell aktiver, haben dadurch auch eine bessere Lebensqualität.

atme

Oder du streichelst ihre Klitoris während einer Stellung, die vorteilhaft für die Stimulation ihres G-Punktes ist, wie etwa die Stellung von hinten.

Es gibt zahllose Unterschiede und Reaktionsmuster. Die Reaktion auf Stimulation des G-Punkt-Bereiches ist bei Frauen völlig verschieden. Einige sind diesbezüglich sensibel, manche überempfindsam, während andere nicht ganz so sensibel sind.

Hör dir diese unterschiedlichen Erfahrungen an:

Eine 30-jährige Frau: „Ich kann meinen G-Punkt nicht finden. Ich habe ihn gesucht, mein Freund hat ihn gesucht. Nichts! Ich glaube nicht, dass ich an dieser Stelle empfindsam bin."

Eine 53-jährige Frau: „Ich glaube, ich habe den Punkt gefunden, aber eigentlich war es mein Freund. Es bereitet mir Lust, wenn er ihn streichelt, aber es ist jetzt nichts Außergewöhnliches. Der G-Punkt ist keine neue Klitoris. Manchmal brauche ich ein wenig, bis ich spüre, was er mit dem G-Punkt tut. Aber wenn er meine Klitoris streichelt, dann weiß ich es!"

Eine Frau um die Vierzig: „Bei mir klappt es, besonders, wenn er mich von hinten nimmt, weil ich da die beste Stimulation meines G-Punktes bekomme. Ein Grund, warum diese Stellung funktioniert, ist, dass ich dabei meine Klitoris streichle. Am besten gefällt es mir, wenn ich den ersten Höhepunkt durch Oralsex habe und wir dann zu dieser Stellung von hinten wechseln."

QUICKIE

ORALSEX

FELLATIO IST IMMER EINE WILLKOMMENE ART, DEN MANN ZU BEFRIEDIGEN.

befriedigen

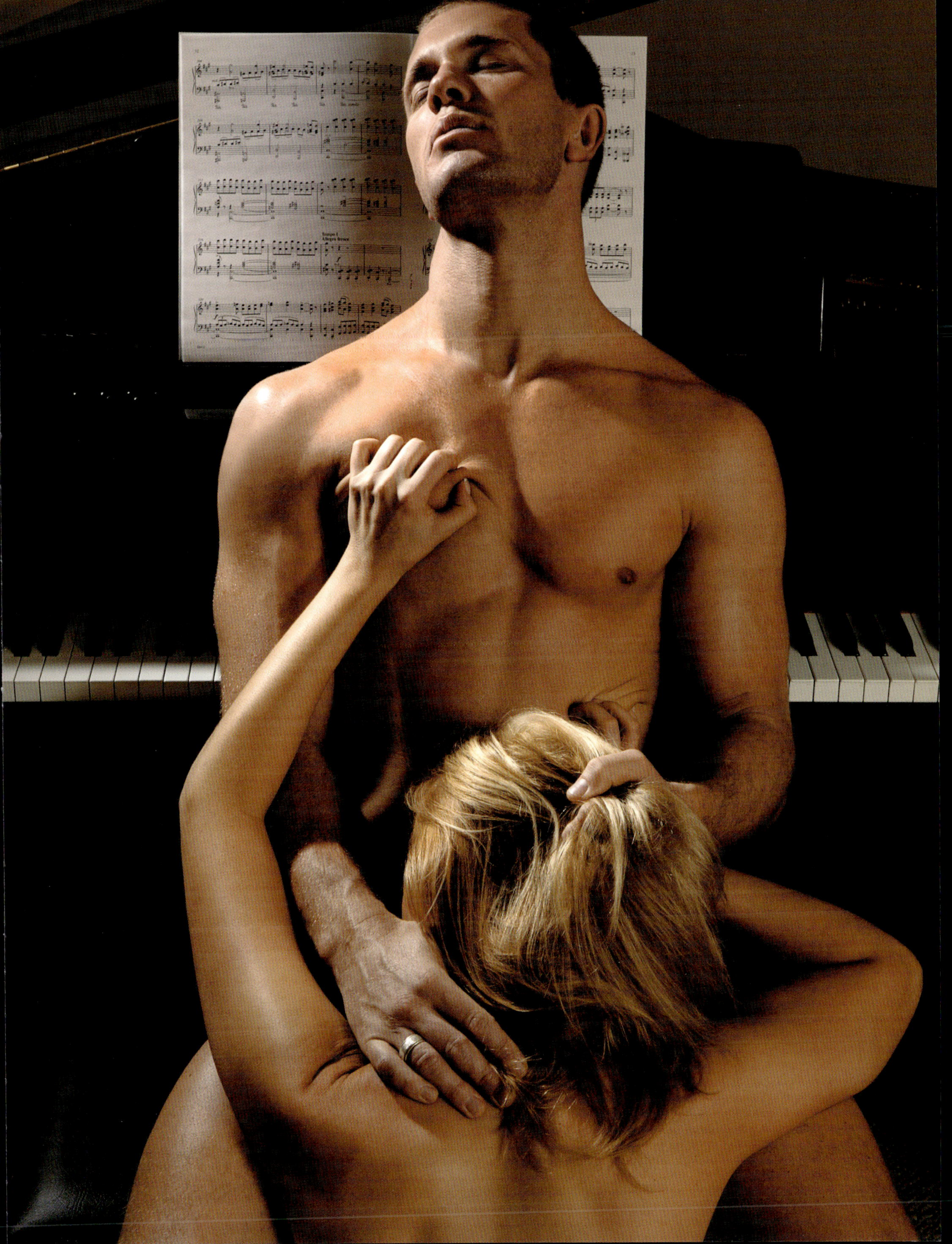
Tempo I
Allegro fresco

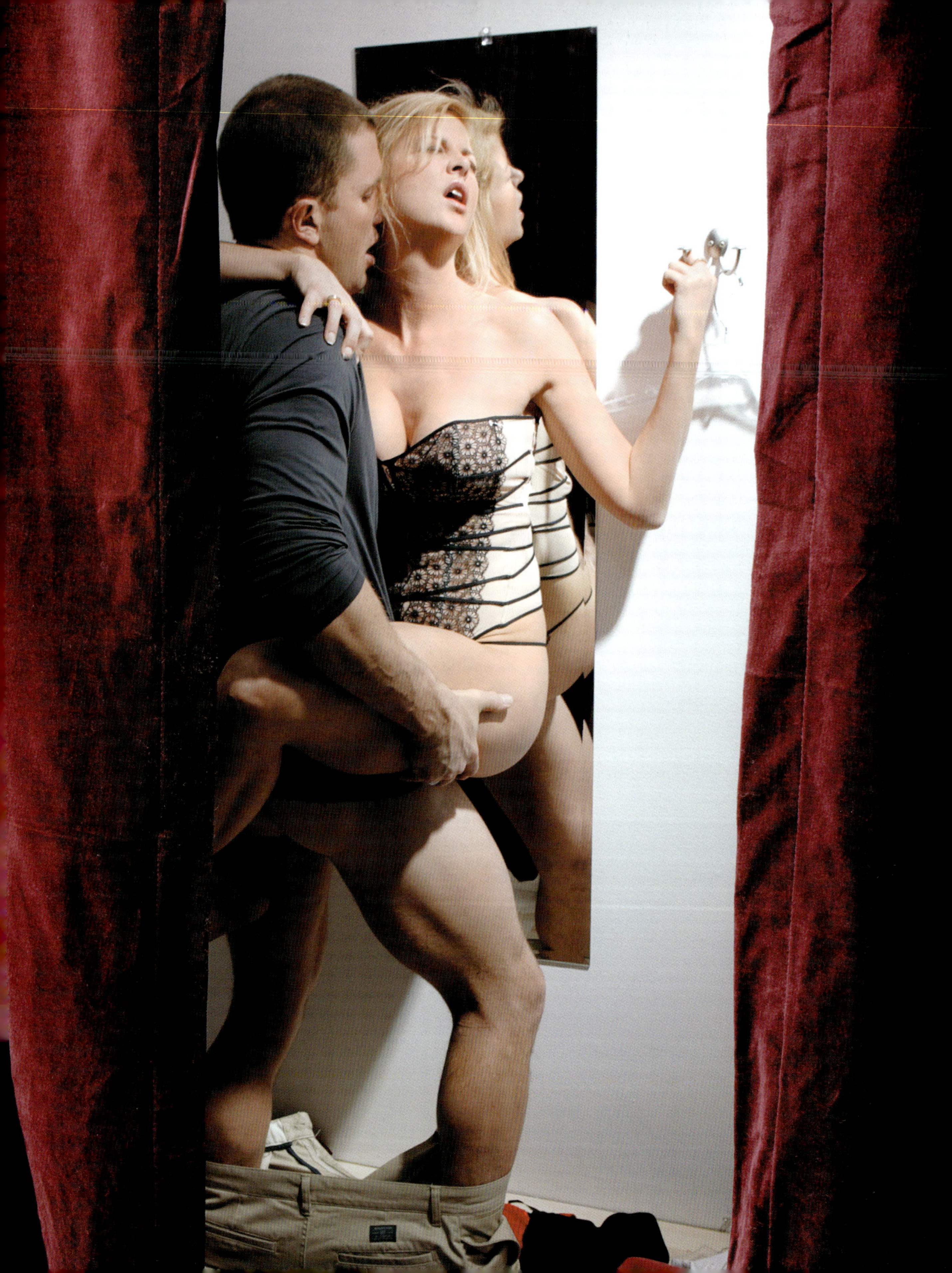

Quellen für erotische Videos, Spielzeuge und Bücher

Was gibt es auf dem Markt?

So viele Spielsachen und so wenig Zeit. Abwechslung kann sowohl ein Vorteil als auch ein Fluch sein. Es ist eine feine Sache, wenn man bei Sexspielzeug und Erotika viele Möglichkeiten hat.

Deine Begierden sind vielleicht nicht die gleichen wie die anderer Frauen, also ist es gut, wenn du eine Wahl hast. Doch zu viele Auswahlmöglichkeiten können auch ein wenig abschreckend sein, vor allem in der Welt der Sexspielzeuge.

Fangen wir einfach an. Das populärste Sexspielzeug ist der Vibrator. Manchen Frauen ermöglicht er eine bessere Orgasmusfähigkeit oder Orgasmen beim regelmäßigen Sex, was sie ohne Übung mit dem Vibrator nicht hätten. Viele Frauen haben ihren ersten Orgasmus erst mit einem Vibrator und die meisten Frauen finden, dass es mit Vibrator leichter funktioniert als auf jede andere Weise.

Ich empfehle vor allem Vibratoren, die dafür gemacht wurden, die Klitoris zu stimulieren. Diese verwendest du eher von außen, anstatt sie in die Vagina einzuführen. Ganz egal, was du sonst über „Vibratoren“ hörst, diese Art ist die effektivste und das werden dir befriedigte Kundinnen auch gern bestätigen.

Wenn du einen Vibrator mit elektrischem Anschluss statt Batterien kaufst, empfiehlt die Society for Human Sexuality den Hitachi Magic Wand. Sie sagen, dass er während des Verkehrs mit deinem Partner zu verwenden ist, dass es außerdem leichter ist, ihm ein Kondom überzustülpen, falls jemand anders ihn benutzen will, und die Auswahl an verschiedenen Zusatzmöglichkeiten zur Penetration von besserer Qualität ist.

Natürlich hast du nicht immer Zugang zu einer Steckdose, vor allem nicht, wenn du irgendwo im Freien Lust auf einen Quickie hast, deshalb solltest du auch einen batteriebetriebenen Vibrator besitzen. Die kleinsten Exemplare können sehr leicht in einer Handtasche Platz finden. Batteriebetriebene Vibratoren sind auch vorteilhafter beim Sex mit deinem Partner, besonders wenn ihr beide gern und oft die Stellung wechselt – dann wird keiner von euch mit einem Kabel stranguliert! Einige der kabellosen Vibratoren können sogar in der Nähe von oder selbst im Wasser benutzt werden (denkt nur an den Strand).

Die Society for Human Sexuality empfiehlt deshalb den Waterdancer als das vielseitigste Modell. Er ist sehr klein und absolut wasserfest, ganz ähnlich im Design wie die berühmten (aber nicht wasserfesten) Taschenraketen.

Was sagen Kundinnen zu ihren Erfahrungen mit Vibratoren?

Eine 36-jährige Frau: „Ich liebe es, wenn mein Ehemann es für mich macht, weil er eine bessere Technik hat als ich. Wir sitzen am Boden oder auf dem Bett, ich drehe ihm meinen Rücken zu und er kuschelt sich zu mir. Er legt einen Arm um mich und stimuliert mit dem Vibrator meine Klitoris, während er mich mit der anderen Hand hält und streichelt. Er hat auch einen Vibrator in seinem Handschuhfach seines Autos. Man weiß schließlich nie, wann man ihn braucht!“

Eine 31-jährige Frau: „Mein Verlobter und ich bekamen eine Kiste voller Sexspielsachen von Freunden geschenkt. Zuerst lachten wir darüber. Dann entschieden wir uns eines Tages, es zu versuchen. Wir leckten uns gegenseitig Honigstaub vom Körper, fesselten uns mit Klettbändern und verwendeten den Vibrator.“

Und eine 40-jährige Frau: „Als ich jünger war, empfand ich dieVorstellung, mit meinem Partner einen Vibrator zu benutzen, als peinlich. Heute genießen wir es, wenn wir scharf auf schnellen Sex sind. Ich mag die Idee, meinen vibrierenden Freund miteinzubeziehen, und ihm gefällt die extra Unterstützung.“

Deine Begierden sind nicht die gleichen wie die anderer Frauen, also ist es gut, wenn du eine Wahl hast. Doch zu viele Auswahlmöglichkeiten können auch ein wenig abschreckend sein, vor allem bei Sexspielsachen.

Ratschläge für Sexspielzeug I

1. Versichere dich, dass du immer Batterien zu Hause hast. Wenn du gerade auf der Toilette deines Lieblingsrestaurants scharf bist, wäre es doch blöd, keinen Saft mehr zu haben.
2. Wenn du masturbierst oder Sex mit einem Partner hast, was magst du lieber? Direkte oder indirekte Stimulation? Sanft oder hart? Die Bedürfnisse deines Körpers zu kennen ist auch beim Auspacken der Tasche voller Sexspielzeug wichtig. Wenn etwa der Vibrator zu intensiv für deine Klitoris ist, kannst du ihn durch dein Höschen oder ein dünnes Tuch hindurch benutzen. Benutz den Vibrator auch nicht nur direkt an deiner Klitoris. Der Bereich rund um deinen K-Punkt ist ebenfalls sehr empfänglich.
3. Wenn du multiple Orgasmen willst, verwende weniger Druck nach dem ersten Orgasmus, aber lass den Vibrator laufen. Vermeide direkten Kontakt mit der Klitoris, bis du wieder ausreichend erregt bist. Du kannst während des Gebrauchs des Vibrators zur Luststeigerung auch deine Hüften bewegen oder die Muskeln deines Allerwertesten spannen und entspannen.
4. Wenn du es wirklich drauf hast, kannst du während des Sex deinen Vibrator auf verschiedene Weisen rund um deinen K-Punkt verwenden, aber du wirst wahrscheinlich draufkommen, dass die Hündchenstellung hierfür die vorteilhafteste Stellung ist.

Weitere Spielsachen

Sobald du dich an den Vibrator gewöhnt hast, kannst du auch noch zwei andere Spielzeuge versuchen: G-Punkt-Spielzeug oder einen Dildo. G-Punkt-Spielzeug hilft dir, einen starken Druck auf deinen G-Punkt auszuüben, während ein Dildo dir dabei helfen kann, ein erfüllteres Gefühl während der Verwendung eines Vibrators zu bekommen. Nicht alle Frauen empfinden diese Stimulation als gut, aber jene, die es tun, genießen es sehr.

Noch einmal, der G-Punkt liegt an der vorderen Vaginalwand, ein paar Zentimeter drinnen (gleich über dem Schambein). Besonders wenn du erregt bist, kann sich die Haut dort zu anderen Bereichen rundherum anders anfühlen. Wie ich bereits erwähnt hatte, ist eine Art der Stimulation des G-Punktes, wenn du einen Finger einschiebst, ihn fest nach oben drückst und den Bereich mit einer leichten „Komm-her-zu-mir!"-Bewegung streichelst. Eine weitere Möglichkeit wäre ein gebogenes Spielzeug.

Wenn du einen Hitachi Magic Wand verwendest, besorg dir den Gee-Whiz-Zusatz. Wenn du einen anderen Vibrator benutzen willst, dann empfiehlt die Society for Human Sexuality stattdessen ein Spielzeug von Archer Wand. Die sind die beste Wahl, wenn du bereits weißt, dass du festes Drücken deines G-Punktes magst, oder wenn du Probleme dabei hast, ihn zu finden. Wenn du keinen Vibrator besitzt, aber ganz sicher bist, dass du etwas möchtest, was sowohl deinen G-Punkt als auch deine Klitoris stimuliert, dann schlägt die Society den Nubb G vor.

Obwohl G-Punkt-Stimulation nichts für alle Frauen ist, profitieren jene, die es mögen, sehr von diesen Spielsachen. Durch die Stimulation deines G-Punktes, während du dich deinem Orgasmus näherst und ihn erlebst, helfen dir diese Vibratoren dabei, deinen Höhepunkt zu vertiefen und zu intensivieren. Oder dir gefällt die Stimulation des G-Punktes als Empfindung und Quelle orgasmischer Befreiung.

Ratschläge für Sexspielzeug II

1. Jedes Spielzeug, das du in deinen Körper lässt, fühlt sich besser an, wenn du es zuerst mit Gleitmittel auf Wasserbasis einschmierst.
2. G-Punkt-Stimulation ist dann heiß, wenn du erregt bist. Je erregter, umso heißer wird das Ganze.
3. Der Druck auf den G-Punkt muss vielleicht ziemlich stark und gezielt sein, damit es für dich funktioniert.

Während G-Punkt-Hilfsmittel dafür gemacht wurden, eine bestimmte Stelle deiner Vagina besonders intensiv zu stimulieren, haben Dildos den Zweck, dir ein allgemeineres befriedigendes Gefühl zu geben. Während du einen klitoralen Orgasmus mit deinem Vibrator hast, können Dildos dir etwas Festes und Befriedigendes geben, das deine vaginalen Muskeln drücken können. Sie imitieren die Gefühle, die du beim Verkehr mit deinem Partner hast, was dir beim Fantasieren helfen kann.

Der erste Maßstab, nach dem du deinen Dildo wählst, ist das Material, aus dem er gemacht ist, wobei die beste Wahl hier Silikon ist. Es ist hypoallergen und undurchlässig, was bedeutet, dass du ihn entweder mit heißem Wasser und antibakterieller Seife reinigen oder auch für einige Minuten in kochendem Wasser vollständig sterilisieren kannst. Silikon fühlt sich bei Berührung warm an und speichert die Körpertemperatur, kann in den verschiedensten Formen zu Sexspielsachen verarbeitet werden und wenn du darauf Acht gibst (es keinen scharfen Gegenständen oder Silikon Gleitmitteln aussetzt), kann dein kleiner Freund ein Leben lang halten. Kurz gesagt: Silikon ist das perfekte Material.

Der zweite Maßstab ist seine Breite und Länge, wobei die richtige Breite bei Weitem das Wichtigste ist, denn wie weit du ihn in dich schiebst, kannst du noch immer arrangieren. Für die Breite gilt folgende Faustregel: Wenn du weißt, dass sich zwei Finger in dir genau richtig anfühlen, dann wähl einen Dildo mit dem Durchmesser von etwa 2,5 bis 4 cm. Wenn drei Finger sich besser für dich anfühlen, dann wähl einen etwas breiteren Dildo. Wenn du dich vergewissern willst, dann leg dir zuvor billige Dildos zu, die nicht aus Silikon gemacht sind, und versuch sie, bis du die richtige Größe kennst. Dann kauf einen Dildo aus Silikon in genau dieser Größe.

Drittens ist außerdem wichtig, ob du deinen Dildo in einer realistischen Form eines männlichen Glieds haben willst oder ob dir das nicht so wichtig ist. Es gibt jene Dildos, die nicht unbedingt wie ein Penis aussehen, in einer Vielzahl an Farben und Formen.

Die letzte Komponente bei der Wahl eines Dildos ist die Form. Magst du es lieber, wenn die Eichel etwas dicker ist? Dann besorg dir einen ähnlich geformten Dildo. Magst du es, wenn die äußere Wand deiner Vagina stärker massiert wird? Dann besorg dir einen gebogenen Dildo. Es ist am besten, wenn du dir die Form ansiehst und dir vorstellst, wie es sich in dir anfühlen könnte.

Ja, es gibt noch viele andere Sexspielsachen, die wir diskutieren könnten, wie etwa Liebesschaukeln, Analspielzeug, Fesselspielsachen und vieles mehr. Aber wir zeigen hier nur die Grundlagen.

Zeit zum Shoppen

Sex ist ein großes Geschäft und du findest unzählige Websites für Sexspielzeug im Internet. Die folgende Liste ist nur eine Beispielauswahl für seriöse, erfolgreiche Shops für Sexspielsachen, Bücher, Videos und ausgewählte Erotika.

Amerikanische Websites

BLOWFISH

Versandkatalog und Website für Spielzeug, Bücher, Videos, DVDs, Safer-Sex-Mittel, S/M-Mode, Comics, Magazine. Sie geben auch individuelle Besprechungen ihrer Produkte heraus.
www.blowfish.com

BLUE DOOR

Verkauf oder Verleih von Sexfilmen, mit einer Auswahl, die in verständliche Kategorien eingeteilt ist. Die Videos werden nach dem Grad der Erregung und dem Unterhaltungswert beurteilt und von Mitarbeitern bewertet.
www.bluedoor.com

GOOD VIBRATIONS

Versandkatalog, Website und Einzelhandelsgeschäfte mit Spielsachen, Büchern, Videos, DVDs, Safer-Sex-Produkten, Magazinen und Comics. Die Vibratoren haben unterschiedliche Stärken und die Website bietet viele Informationen über Sex.
www.goodvibes.com

TOYS IN BABELAND

Website, Einzelhandelsgeschäfte und ein Katalog mit Toys, Büchern, Videos und Safer-Sex-Hilfsmitteln. Wird von Frauen geführt.
www.babeland.com

Deutsche Websites

BEATE UHSE

In über 50 Jahren hat sich Beate Uhse eine Kompetenz und Erfahrung als der universelle Anbieter für Erotik-Zubehör aufgebaut. Das Motto „Sex up your Life" bringt auf den Punkt, wofür das Unternehmen steht: mehr Spaß am Sex – mehr Spaß im Leben. Versandhandel (online und per Katalog), Einzelhandelsgeschäfte (mit Sex-Toys, Filmen, erotischer Lektüre und einer Wäsche-Kollektion), weltweiter Großhandel und Entertainment lassen keine Kundenwünsche offen.
www.beate-uhse.com

ORION

Neben der Internet-Präsenz mit Versandhandel führt Orion Fachgeschäfte in fünf europäischen Ländern und bietet eine breite Palette an erotischer Unterhaltung – angefangen von einem Magazin über einen Kontaktmarkt bis hin zu Livecams.
www.orion.de

PREISX.DE

Der Online-Sexshop präsentiert neben Sex-Spielzeug, Büchern, Magazinen und Videos nicht nur eine Kondomerie und Sex-Drogerie, sondern kommt auch ausgefalleneren Wünschen durch das Angebot von Fetisch-Fashion und High Heels entgegen.
www.preisx.de

VENIZE.DE

Die Website, die sich in den zensierten Light-Shop und einen geschützten Bereich für Großhändler aufteilt, offeriert neben den gewohnten Produkten auch (Intim-)Schmuck, Silikon-Einlagen und erotische Scherzartikel.
www.venize.de

EVA

Eva versteht sich nicht als Sexshop, sondern als Lifestyleshop für moderne und selbstbewusste Frauen, die keine Angst haben, ihre Sexualität zu leben. Es werden online unter anderem frauenspezifische Produkte für „Schwangerschaft und Problemzonen", „für die Handtasche" und „Spaß im Bad" dargeboten.
www.eva.de